实用X线诊断手册

主　编　纪建松

副主编　卢陈英　高　杨　徐　

编　者　（以姓氏笔画为序）

王祖飞	王海永	王海林	毛晨辰	卢陈英
叶勇军	刘伟文	刘纯方	许　珂	纪建松
李　霞	杨　庆	肖扬锐	张文伟	陈　潇
陈春妙	陈家骏	陈敏江	林桂涵	罗项超
周永进	周金伟	周宝鹤	郑沈菲	赵雪妙
胡祥华	钟　屹	祖　亮	夏水伟	夏海红
徐　民	徐晓飞	高　杨	高瑞杰	章若梦
舒恩芬	蓝传强	雷丽燕		

科学出版社

北京

内 容 简 介

　　本书共6章，第1章详细介绍了X线成像的原理、X线检查的方法、临床应用与防护，以及X线诊断的基本原则与步骤，第2章至第6章分别阐述了呼吸系统、循环系统、消化系统、泌尿生殖系统、骨骼系统的正常、异常及常见疾病的X线诊断要点和鉴别诊断思路。

　　本书内容系统全面，文字简练实用，并有图片加以注释，图中标记醒目易辨，可读性强，适合影像科医师、医学影像专业学生及相关临床医师参考。

图书在版编目（CIP）数据

实用 X 线诊断手册 / 纪建松主编 . —北京：科学出版社，2022.6
ISBN 978-7-03-072561-5

Ⅰ . ①实… Ⅱ . ①纪… Ⅲ . ① X 射线诊断－手册 Ⅳ . ① R814-62

中国版本图书馆 CIP 数据核字（2022）第 100509 号

责任编辑：高玉婷 / 责任校对：郭瑞芝
责任印制：赵　博 / 封面设计：龙　岩

科 学 出 版 社出版
北京东黄城根北街16号
邮政编码：100717
http://www.sciencep.com

三河市春园印刷有限公司　印刷
科学出版社发行　各地新华书店经销

*

2022年6月第 一 版　开本：880×1230　1/32
2022年6月第一次印刷　印张：8
字数：254 000

定价：68.00 元
（如有印装质量问题，我社负责调换）

主 编 简 介

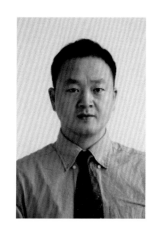

　　纪建松　教授/正高二级岗，医学博士，浙江大学丽水医院、丽水市中心医院党委副书记兼副院长，国家重点研发计划首席科学家，浙江省影像诊断与介入微创研究重点实验室主任，浙中区域肿瘤专病中心主任；美国华盛顿大学和东南大学博士后，浙江大学、温州医科大学、中科院苏州医工所、浙江中医药大学、宁波大学博士生导师；全国先进工作者，入选国家百千万人才工程——授予"有突出贡献中青年专家"荣誉称号，浙江省"万人计划"科技创新领军人才，入选浙江省151人才工程重点资助培养人员；享受国务院特殊津贴。

　　在中华医学会、中国医师协会、中国抗癌协会等国家及省市各学术团体兼职共40余项，并担任《中华医学杂志》通讯编委、《中华放射学杂志》《介入放射学杂志》等杂志编委，《European Radiology》《Journal of Hepatology》等杂志审稿专家。

　　主持国家重点研发计划、国家自然基金等国家级项目及浙江省重点研发计划等省部级科研项目10余项（其中国家重点研发计划项目1项，国家自然科学基金面上项目2项，"省重大科技专项"1项，省重点研发计划1项），市厅级科研11项；发明专利5项，实用新型23项；省部级奖励8项，厅级奖励18项；主编专著6部，参编/译5部；发表论文200余篇（其中SCI收录140篇），TOP期刊34篇，中华医学系列论文50余篇。

前　言

　　从伦琴发现X线，到计算机X线摄影（CR）和直接数字X线摄影（DR）的出现，传统X线检查进入了全新的数字影像时代。X线检查具有经济简便、应用广泛、辐射低剂量、整体感强等特点，尽管断层摄影、特殊造影等部分X线检查技术可通过CT、磁共振、内镜等其他手段显示出来，但在健康普查、疾病初诊、病例随访、动态观察、判断疗效及术后转归等方面传统X线检查仍是临床首选的影像学检查方法，尤其是对于骨骼及呼吸系统等，X线检查仍有不可替代的作用。

　　影像学诊断对于临床医师的作用越来越大，掌握常见病的病因、病理、临床表现、X线特点及鉴别诊断是从事影像学诊断工作的基础。本书是一部文字精简、条理清晰、便于查阅、易于记忆的小册子，里面拥有非常实用的X线诊断思路及鉴别诊断思路，能够给临床诊治带来一定的经验参考，适合广大医学影像学专业学生、低年资及基层放射医师、临床医师检索学习。

　　全书分为6章，包括各系统正常X线表现、基本病变的X线征象、常见病的诊断要点及鉴别诊断思路，并列出相应的病因病理和临床表现、诊断要点及鉴别诊断，对大多数疾病做了"特别提示"。本书图文并茂、重点突出、通俗易懂，可加深读者对该病例的熟练认知程度。

　　本书在编写和改版过程中得到国内著名放射学专家滕皋军院士的悉心指导，在这里向恩师表示衷心的感谢。

　　临床医学发展迅速，限于编者水平有限，书中难免存在疏漏，敬请各位专家、同道们批评指正。

纪建松

浙江省丽水市中心医院副院长

2022年1月

目　　录

第 1 章

总　论

　　1895年11月8日，德国物理学家伦琴（W.Röntgen）在研究真空放电时偶然发现X线，至今已有120多年的历史，奠定了放射诊断学及医学影像学的基础。随着计算机技术的不断发展，计算机X线摄影（CR）和直接数字X线摄影（DR）的出现，使传统X线检查进入了崭新的数字影像时代，特别是近几十年来，影像学检查技术手段日臻完善，但传统X线检查始终在临床医学中发挥着重要作用。

第一节　X线成像的原理

X线的产生和特性

（一）X线的产生

　　X线是真空管内高速行进的电子流轰击钨靶时产生的。X线发生装置主要包括X线管、变压器和控制台。

　　X线管是高真空的二极管，杯状的阴极内装有灯丝，阳极由呈斜面的钨靶和附属散热装置组成。变压器包括降压变压器和升压变压器，降压变压器主要向X线管灯丝提供电源，一般电压在12kV以下；升压变压器则向X线管两极提供高压电，需40～150kV。操作台主要包括调节电压、电流和曝光时间而设置的电压表、电流表、计时器和调节旋钮等。在X线管、变压器和控制台之间以电缆相连。

　　X线的发生过程是向X线管灯丝供电、加热，在阴极附近产生自由电子，当向X线管两极提供高压电时，阴极与阳极间的电势差陡增，电子以高速由阴极向阳极行进，轰击阳极靶而发生能量转换，其中1%以下的能量转换为X线，99%以上转换为热能。X线主要由X线管窗口发射，热能由散热设施散发。

（二）X线的特性

X线属于电磁波，具有波粒二象性。波长范围为0.000 6～50nm。用于X线成像的波长为0.031～0.008nm（相当于40～150kV时）。在电磁辐射谱中，居γ射线与紫外线之间，比可见光的波长短，肉眼看不见。此外，X线还具有物理学、化学、生物学等方面的特有性质。

1. 物理特性　X线在均匀的、各向同性的介质中，是直线传播的不可见电磁波；X线不带电，故而不受外界磁场或电场的影响。

（1）穿透作用：X线波长短，具有较高能量，物质对其吸收弱，因此具有很强的穿透本领。

（2）荧光作用：某些物质被X线照射后，能激发出可见荧光。

（3）电离作用：具有足够能量的X线光子撞击原子中的轨道电子，使之脱离原子产生一次电离，被击脱的电子仍有足够能量去电离更多的原子。空气的电离程度与空气所吸收X线的能量成正比，因而通过测量空气电离的程度可测量X线的能量。

（4）热作用：X线被物质吸收，最终绝大部分都将变成热能，使物体产生的温度升高。

2. 化学作用

（1）感光作用：X线和可见光一样，同样具有光化学作用，可使胶片乳剂感光，引起很多物质发生光化学作用。

（2）着色作用：某些物质，如铅玻璃、水晶等，经X线长期大剂量照射后，结晶体脱落渐渐改变颜色称着色作用或者脱水作用。

3. 生物效应特性　X线在生物体内也能产生电离及激发，使生物体产生生物效应。特别是一些增殖性强的细胞，经一定量的X线照射后，会造成损伤甚至坏死。

第二节　X线检查的方法

一、普通检查

普通检查包括荧光透视和X线摄影。

（一）荧光透视

采用影像增强电视系统，影像亮度强，效果好。透视可转动患者体位，改变方向进行观察；可了解器官的动态变化，如心脏、大血管搏动、膈运动及胃肠蠕动等；操作方便，费用低，可立即进行诊断。荧光透视现多用于胃肠道钡剂检查，但透视的影像对比度及清晰度较差，难以观察密度差别小的病变及密度与厚度较大的部位，如头颅、脊柱、骨盆等。同时也存在缺乏客观记录的缺点。

（二）X线摄影

对比度及清晰度均较好；能使密度、厚度较大的部位或密度差别较小的病变得到清晰的显影；常需做互相垂直的两个方位摄影，如正位及侧位，有时可以进行特殊方位的摄影，如切线位、轴位等。

二、特殊检查

特殊检查有软X线摄影、体层摄影、放大摄影和荧光摄影等。自应用CT等现代成像技术以来，临床上仅软X线摄影还在应用。

软X线摄影采用能发射软X线，即长波长（平均波长为0.07nm）的钼靶X线球管，常用电压为22～35kV，用以检查软组织，主要是乳腺。为了提高图像分辨力，以便检出微小病灶，软线摄影装备及技术有很多改进，包括乳腺钼靶体层摄影、数字乳腺摄影、乳腺数字减影血管造影和立体定位针刺活检等。

三、造影检查

造影检查是指对缺乏自然对比的结构或器官，将密度高于或低于该结构或器官的物质引入器官内或其周围间隙，使之产生对比以显影。引入的物质称为对比剂，也称造影剂。造影检查的应用，扩大了X线检查的范围。

（一）对比剂

对比剂类：按影像密度高低可将对比剂分为高密度对比剂和低密度对比剂两类。高密度对比剂为原子序数高、比重大的物质，有钡剂和碘剂等；低密度对比剂为气体，目前临床上已很少使用。

钡剂为医用硫酸钡粉末，加水和胶配成不同浓度的钡混悬液，主要用于食管及胃肠造影。

碘剂分有机碘制剂和无机碘制剂两类，后者基本不用。将有机水溶性碘对比剂直接注入动脉或静脉可显示血管，用于血管造影和血管内介入技术，有机水溶性碘对比剂经肾排出，可显示肾盂及尿路，还可做CT增强检查等。

水溶性碘对比剂分两型：①离子型对比剂，如泛影葡胺；②非离子型对比剂，如碘苯六醇、碘普罗胺等。离子型对比剂具有高渗性，可引起毒副作用；非离子型对比剂具有相对低渗性、低黏度、低毒性等优点，减少了毒副作用，适用于血管造影及CT增强扫描。

（二）造影方法

1.直接引入　有口服、灌注、穿刺注入等。

口服，如食管及胃肠钡剂检查；灌注，如钡剂灌肠、逆行尿路造影及子宫输卵管造影等；穿刺注入或经导管直接注入器官或组织内，如心血管造影和脊髓造影等。

2.间接引入　如行尿路造影，经静脉注入对比剂后，经肾排入泌尿系内，再行X线尿路摄影。

（三）检查前准备及造影反应的处理

各种造影检查都有相应的检查前准备和注意事项，必须认真准备，以保证检查满意和患者的安全。应备好抢救药品和器械，以备急需。

在对比剂中，钡剂较安全。对比剂毒副作用中，以碘对比剂过敏反应较为常见，偶尔较严重。用碘对比剂时，要特别注意：了解患者有无用碘剂禁忌证，如严重心脏疾病、肾疾病、甲状腺功能亢进和过敏体质等；做好解释工作，争取患者合作，并签署知情同意书；严重反应包括周围循环衰竭、心脏停搏、惊厥、喉水肿和哮喘发作等，应立即终止造影并进行抗休克、抗过敏和对症治疗。呼吸困难应给氧，周围循环衰竭应注射去甲肾上腺素，心脏停搏则需立即进行体外心脏按压。

第三节 X线检查的临床应用

X线作为一种传统的影像学检查手段，最早应用于临床检查，目前仍然是临床大量应用的一种实用、简便、经济、无创的常用检查手段。目前，以普通X线检查作为常用检查手段的部位大致如下所述。

一、呼吸系统

普通X线摄影是呼吸系统疾病诊断的基本检查方法，也是筛查和食管压迫动态病变最有效、最经济的方法。由于活体肺组织内充满空气，具有天然高对比，所以特别适合于X线摄影检查。胸部X线平片，具有较高的对比度和丰富的层次，可以检出大部分的胸部病变。缺点是对肺的小病灶和重叠的病灶容易漏诊，对病变定性诊断较困难。

二、循环系统

循环系统可以从整体上了解心脏和大血管的位置、大小、形态、毗邻关系（如对食管压迫）及肺门和肺血的改变，对先天性及后天性心脏疾病诊断具有一定价值，特别是对肺血的多少和肺淤血及其程度的判断具有难以代替的价值，但心脏X线摄影无法观察心脏大血管管壁及管腔结构，不能观察复杂的先天性心脏病。

三、消化系统

普通X线摄影在消化系统的主要应用是对急腹症的诊断，如肠梗阻、消化道穿孔、急性胃扩张等。消化道造影检查在食管和胃肠道的基本病变早期诊断中具有一定的优势和价值。

四、泌尿生殖系统

腹部X线平片可以显示泌尿系统阳性结石。静脉肾盂造影既可显示肾盂和输尿管的解剖学结构，又可以判断肾排泄功能。子宫输卵管造影检查在女性生殖系统疾病诊断中具有一定价值。

五、运动系统

由于骨关节与软组织之间具有良好的自然对比，所以目前X线平片仍是骨关节疾病的首选检查方法。X线片不仅能显示病变的范围和程度，还可以做出定性判断，但是不能直接显示肌肉、肌腱、半月板、椎间盘等软组织疾病，也不易发现骨关节与软组织的早期病变。

第四节　X线检查的防护

X线具有生物学效应，而且在临床上应用很广，必须重视X线检查中患者和工作人员的防护问题。

X线照射量在容许范围内，则少有影响，但是，如果接触的X线照射量超过容许辐射量，就可能产生放射反应，甚至放射损害。因此，我们不应对X线检查产生疑虑或恐惧，而应重视防护，如控制X线检查中的辐射量并采取有效的防护措施，合理使用X线检查，避免不必要的X线辐射，以保护患者和工作人员的健康。

由于X线设备的改进，CR、DR技术的临床应用，高千伏技术、影像增强技术、高速增感屏和快速X线感光胶片的使用，X线辐射量已显著减少，放射损害的可能性也越来越小。但是仍需重视对孕妇、患儿和长期接触射线的工作人员，特别是介入放射学工作者的防护。放射防护的方法和措施有以下几个方面。

一、技术方面

技术方面可以采取屏蔽防护和距离防护原则。前者使用原子序数较高的物质，可用铅或含铅的物质，作为屏障来吸收不必要的X线，如通常采用的X线管壳、遮光筒、光圈、滤过板、荧屏后的铅玻璃、铅屏、铅橡皮围裙、铅橡皮手套及墙壁等。后者利用X线量与距离的平方成反比这一原理，通过增加X线源与人体间距离以减少辐射量，是最简易有效的防护措施。

二、患者方面

患者方面，应当选择合适的检查方法，除诊治需要外，不宜在短期内做多次重复检查。在投照时，应当注意照射范围及照射条件。对照射野相邻的性腺，应用铅橡皮加以遮盖。

三、放射线工作者方面

应遵照国家有关放射防护卫生标准的规定，制订必要的防护措施，正确进行X线检查的操作，认真执行保健条例，定期监测放射线工作者所接受的剂量。直接透视时要戴铅橡皮围裙和铅橡皮手套，并利用距离防护原则，加强自我防护。在进行介入放射技术操作中，避免不必要的X线透视与摄影，应采用数字减影血管造影设备、超声和CT等进行监视。

第五节　X线诊断的基本原则与步骤

一、X线诊断的基本原则

X线诊断是以X线图像变化为基础的，因此熟悉X线图像的正常表现，发现和辨认异常表现是做出正确诊断的前提条件。当发现异常表现后，还要进行分析归纳，明确异常表现所反映的病理变化。最后，综合各种异常表现，结合临床资料进行推理分析，才有可能做出比较客观、正确的诊断。因此，X线影像诊断的基本原则是熟悉正常、辨认异常、分析归纳、综合诊断。

（一）熟悉正常影像表现

熟悉X线正常影像表现非常重要，这是辨认异常表现的先决条件。人体各个系统和部位常存在一些解剖学上的变异、在不同性别和年龄组的器官和结构之间亦可存在差异；此外，在不同成像技术和检查方法中，图像上还可产生不同程度和不同形式的伪影。如果对这些情况不认识或认识不足，就有可能将图像上的正常表现误认为异常表现，从而导致错误的诊断。例如，头部检查时，位于额骨中间的永存额缝为正常解剖变异，若对其不认识，就有可能将其误认为骨折线；胸部X线后前位检查时，女性乳房在两下肺野形成对称性密度增高影，而在肌肉发达的男性，胸大肌可于两肺中野外带形成扇形均匀密度，右侧常较明显，如果对这些表现认识不足，就有可能误认为相应部位肺的渗出性病变；在青少年，椎体的环状骨骺及横突、上下关节突和棘突顶端的骨骺尚未愈合，勿误认为骨折。作为一名X线诊断医师，不但要熟悉各种X线的典型正常表现，而且还应学习和掌握诸如上述所谓"不典型"正常表现，避免将它们误为异常而导致错误诊断。

（二）辨认异常影像学表现

辨认X线图像上的异常表现是以熟悉正常影像学表现为前提条件的。在此基础上，发现受检器官和结构的形态、密度是否发生改变，当发现图像有不正常表现时，应进一步运用所掌握的知识，确定是否代表病理改变所引起的异常表现。

为了不遗漏图像上的异常表现，应有序、全面、系统地进行观察，并养成良好的阅片习惯。例如：在阅读胸部X线片时，应由外向内依次观察胸壁、肺、肺门、纵隔、心脏；在观察肺部时，亦应自肺尖至肺底，自肺门到肺周有顺序地进行观察。否则，很容易遗漏某些重要的异常表现。

（三）病变的分析归纳

在X线图像上，确定为异常表现后，要进行分析和归纳，明确它们所反映的病理变化和意义分析时，应注意下列要点。

（1）病变的位置和分布：某些病变好发于人体的一定部位，其分布可表现出一定规律，成骨肉瘤多发生于干骺端，而尤因肉瘤多发生于骨干，后纵隔肿瘤多为神经源性肿瘤，而中纵隔的肿瘤则多为淋巴类肿瘤等。

（2）病变的数目：常与其性质有关，类风湿关节炎常为多发性骨关节病变，而结核性关节炎，则多为单个关节病，肺内转移瘤常为多发，而原发性周围型肺癌或结核球多为单发。

（3）病变的形状：肺内斑片状阴影多为炎症，而球形阴影多为肿瘤，有时亦为结核球或炎性假瘤。在胃肠道中，良、恶性肿瘤均可产生充盈缺损，良性者常呈圆形或椭圆形，而恶性者多为不规则形。

（4）病变的边缘：一般而言，在良性肿瘤、慢性炎症或病变愈合期，边缘锐利；而在恶性肿瘤、急性炎症或病变进展阶段，边缘常模糊不清。

（5）病变的密度：在一定程度上反映病变的组织类型，病变的密度可以较周围组织增高或减低。急性骨髓炎时以骨破坏为主，表现为密度减低；当骨质破坏转向修复时，可见骨质增生硬化，密度增高；浸润型肺结核初期病灶的密度较为浅淡；当硬结钙化时密度增高。

（6）邻近器官和组织改变：观察病变时，其周围情况也应有所了解，才能使诊断正确、全面，如中央型肺癌，早期可外围出现阻塞性肺气肿，后期可引起阻塞性炎症，甚至出现肺不张、局部肋间隙变窄、同侧膈肌升高，更有甚者出现局部肋骨破坏；又如结核球，其周围通常可见斑点条索状致密阴影，即所谓卫星灶；龛影周围可见癌性浸润所致的僵硬的环堤征，并见周围不规则破坏等。

（7）器官功能的改变：如胃窦炎的患者，行上消化道钡剂检查时，可见胃窦部处于半收缩状态，形态有所变化；而胃窦癌，其壁变得僵硬，蠕动消失；左心功能不全时可表现为肺淤血，甚至肺水肿，慢性支气管炎伴肺气肿患者，透视下呼吸改变时，膈肌移动度甚小，肺野透亮度改变甚微，反映患者换气功能下降。观察心脏大血管的搏动、膈肌的呼吸运动和胃肠道动等改变，对诊断常有帮助，有时甚至是疾病早期发现的主要依据。例如，在胸膜炎早期，可能只出现患侧膈运动受限。

（四）疾病的综合诊断

依据X线影像上的异常表现，通过评估这些异常表现所反映的病理变化，可以提出初步的影像学诊断，而进一步明确诊断需结合临床资料进行综合分析。这是因为病变的异常表现常缺乏特异性，同样的异常表现可以在不同疾病中出现，此即所谓"异病同影"。此外，同一疾病也可因发展阶段不同或类型不同而有不同的异常表现，此即所谓"同病异影"。

应当指出，X线检查虽然是重要的临床诊断方法之一，甚至是某些疾病的主要诊断方法，但是仍然有一些限度，首先，并非所有疾病行X线检查均能发现异常表现，如急性肝炎、急性肾盂肾炎和急性膀胱炎等，X线检查常无异常所见。其次，X线影像学检查发现异常表现，由于通常反映的是大体病理所见，并非组织学表现，因此，对这些异常表现并非均能做出正确的诊断，这是X线诊断学检查的限度。

二、医学影像学诊断步骤

（一）了解影像学检查的目的

在认真分析临床资料的基础上，需了解和明确患者行X线影像检查的目的。不同患者的检查目的各不相同，有些为初诊检查，目的是进行疾病诊断或除外某些疾病；有些是治疗后复诊检查，以观察治疗效果；有些是临床诊断较为明确，行影像学检查的目的是进一步证实诊断，并确定病变的数目和范围，以利于治疗方案的选择；有些为临床诊断不清，需要影像学检查提供帮助；还有些是为了进行健康查体。由于检查目的不同，选择的检查方法、图像上的重点观察内容及诊断的要点也就有所差异。

（二）明确图像的成像技术和检查方法

应当明确所分析的图像为哪一种成像技术和检查方法，确定图像的质量是否符合要求，以及所分析的图像是否能够满足检查目的的需要。只有符合这些条件，才能够进一步分析，所做出的诊断才能具有较高的临床价值。

（三）全面观察和认真分析

全面观察是指对所得到的图像，包括所有体位、所有层面和所有检查方法的图像，进行全面、系统的观察，不应有遗漏。此外，全面观察还包括对比观察，即对不同成像技术和检查方法的图像、不同检查时间的图像及同一图像的对称部位进行对比观察。观察图像时，还应结合检查的目的和临床的要求，进行重点观察，了解和掌握这些观察方法，对异常表现的发现非常重要。

通过上述全面观察，运用所掌握的知识，辨认出哪些属于异常表现，并确定它们的大小、范围和数目。对于观察到的全部异常表现还需要进一步认真分析，明确它们各自反映的病理变化和意义。此外，还应注意分析这些异常表现反映的是同一种疾病的病理改变，还是不同疾病的病理改变，其中哪种异常表现反映的病理改变最具有特征，且有利于病变的定性诊断，哪种异常表现反映的病理改变仅具有辅助诊断意义。

（四）结合临床及其注意点

临床资料，包括患者的年龄、性别、职业史和接触史、生长和居住地、家族史，以及临床症状、体征和实验室检查结果，所有这些对正确做出影像学诊断均至关重要。①在不同年龄和性别，疾病的发生类型有所不同。例如，肺门区肿块，在儿童常为淋巴结结核，而在老年人以中心型肺癌可能性较大；肝细胞癌和肝细胞腺瘤都表现为肝肿块，前者易发生在男性，而后者绝大多数发生在中年妇女。②职业史和接触史，是诊断职业病和某些疾病的主要依据，如硅沉着病（矽肺）、腐蚀性食管炎的诊断，均应具备粉尘职业史或误服强酸、强碱史。③生长和居住地，对地方病的诊断有重要价值，如包虫病多发生在西北牧区，而血吸虫病则以华东和中南一带常见。④家族史，对一些疾病的诊断亦非常重要。例如，肾的多囊病变（多囊肾）、神经纤维瘤病及多发性内分泌腺肿瘤病等为遗传性疾病，常有阳性家族史。⑤临床症状、体征和实验室检查，是通常进行影像学诊断的主要参考依据，这些资料既可以支持，也可以否定最初的影像学考虑，因而对最终诊断可产生重大影响。例如，在食管钡剂检查中，显示管壁局部僵硬、黏膜破坏，并有不规则充盈缺损，可初诊为食管癌，结合临床上有进行性吞咽困难的病史，则能明确诊断为食管癌。又如，胸部X线检查，发现肺叶或肺段密度增高，常代表渗出性实变，据此影像学检查可初步考虑为肺炎，然而患者临床上并无急性炎症表现，体温正常，中性粒细胞无增高，但有突发胸痛病史，并患有下肢深静脉血栓，结合这些临床资料，影像学检查的最后诊断应考虑肺部病变为急性肺梗死，而不是肺炎。

影像学检查的诊断结果基本有以下3种情况：①肯定性诊断，即经过检查不但能发现病变，并且能做出准确的定位、定量和定性诊断。②否定性诊断，即经过检查，排除了临床所怀疑的病变，但应注意影像学检查有一定的限度，因为疾病自发生至影像学检查发现异常表现，需要一定的时间，而且某些疾病可能影像学检查难以发现异常。因此，对于否定性诊断，要正确评价它的意义。③可能性诊断，即经影像学检查，发现了一些异常表现，甚至能够确切显示出病变的位置、范围和数目，但难以明确病变的性质，此时可以提出几种可能性。在这种情况下，可以根据需要，建议行其他影像学检查、相关的临床和（或）实验室检查、影像学随诊复查，乃至诊断性治疗或影像引导活检等。

参 考 文 献

陈代明，程若勤，2010．简明体部CT诊断［M］．武汉：湖北科学技术出版社．

李建军，王文文，王国良，等，2016．实用临床CT影像诊断学［M］．长春：吉林科学技术出版社．

李真林，雷子乔，2017．医学影像设备学［M］．北京：人民卫生出版社．

刘辉，2014．现代临床常见病CT诊断学［M］．天津：天津科学技术出版社．

单海斌，2017．临床CT检查技术与应用［M］．长春：吉林科学技术出版社．

王鸣鹏，2012．医学影像技术学CT检查技术卷［M］．北京：人民卫生出版社．

姚旭峰，李占峰，2018．医用CT技术及设备［M］．上海：复旦大学出版社．

朱云霞，丁承宗，刘淑玲，等，2009．临床常见疾病CT诊断［M］．长春：吉林科学技术出版社．

Chen X, Ouyang L, Yan H, et al, 2017. Optimization of the geometry and speed of a moving blocker system for cone-beam computed tomography scatter correction［J］. Med Phys, 44（9）: e215-e229.

Seeram E, 2018. Computed Tomography: A Technical Review［J］. Radiol Technol, 89（3）: 279CT-302CT.

Willemink MJ, Leiner T, de Jong PA, et al, 2013. Iterative reconstruction techniques for computed tomography part 2: initial results in dose reduction and image quality［J］. Eur Radiol, 23（6）: 1632-1642.

Willemink MJ, de Jong PA, Leiner T, et al, 2013. Iterative reconstruction techniques for computed tomography Part 1: technical principles［J］. Eur Radiol, 23（6）: 1623-1631.

第 2 章

呼 吸 系 统

第一节 呼吸系统的正常X线表现

胸部X线图像简称胸片，是胸部各组织器官重叠的投影。胸片常规标准体位主要为后前位（正位）和侧位（图2-1），掌握胸部各种组织结构的正常或变异X线表现，是胸部疾病X线诊断的基础。

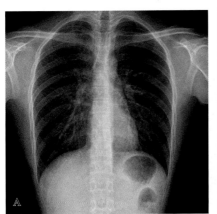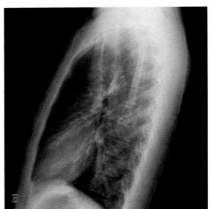

图2-1 正常后前位胸片（A）和正常侧位胸片（B）

一、胸廓

正常胸廓两侧对称，包括骨骼和软组织。

（一）骨骼

1.肋骨 属扁骨，前低后高，肋体扁薄而弯曲，共12对。第1～10肋骨前端有肋软骨，与胸骨相连，因为软骨在胸片上不显影，所以胸片上肋骨前端游离。第11、12肋骨相对短小，前端游离于腹壁肌层中。肋软骨通常于25岁以后开始出现钙化，首先出现钙化的多是第1肋软骨，然后随着年龄的增长，其他肋软骨自下而上依次发生钙化。胸片上肋软骨钙化表现为肋骨前端条状、斑点状或不规则的结节状致密影。肋骨及肋间隙可作为胸部病变的定位标志。

肋骨常见的先天性变异如下。

（1）颈肋：发生于第7颈椎的肋骨，单侧或双侧，表现为短小较直的小肋骨。

（2）叉状肋：肋骨前端分出两支呈叉状改变，其两支可不对称，甚至仅为肋骨上的突起，是最常见的肋骨变异。

（3）肋骨联合：相邻的两条肋骨局部出现骨性联合，相应肋间隙狭窄，多见于后肋，尤以第5、6后肋最常见。

2.胸骨　正位胸片上胸骨与纵隔影重叠，仅有胸骨柄两侧外上角可突出于纵隔影之外。

3.锁骨　在正位胸片上两侧胸锁关节到中线距离相等。锁骨的近端内下缘有半圆形凹陷，为菱形韧带附着处，称为菱形窝。

4.肩胛骨　正位胸片上肩胛骨应当投影于肺野之外，若体位不标准时肩胛骨内缘可与上肺野外带重叠。青春期肩胛骨下角可出现二次骨化中心，勿误认为骨折。

5.胸椎　椎体呈方形，由上而下逐渐增大。在正位胸片上胸椎与纵隔影重叠，横突可突出于纵隔影之外，侧位胸片上横突与椎板影重叠。

（二）软组织

1.胸锁乳突肌　在两肺尖内侧形成对称的外缘锐利、均匀致密影，当颈部偏斜时，可不对称。

2.锁骨上皮肤皱褶　锁骨上皮肤及皮下组织在正位胸片上的投影，表现为与锁骨上缘平行的3～5mm宽的薄层软组织影，其内侧与胸锁乳突肌影相连。

3.胸大肌　在肌肉发达的男性，于两侧肺野中外带可形成扇形均匀密度增高影，下缘锐利，常以右侧较明显。

4.女性乳房及乳头　女性乳房可在两下肺野形成对称的下缘清晰、上缘不清的半圆形高密度影，而有时乳头可在两下肺野相当于第5前肋间处形成小圆形致密影，一般两侧对称，年龄较大的女性多见，亦可见于男性，结合侧位片可鉴别。

二、气管与支气管

气管与支气管因管腔内气体的存在，可与纵隔内其他组织结构形成对比，而较为清晰地显示管腔。气管位于纵隔中央，起于环状软骨下缘，相当于第6～7颈椎平面，长度为10～13cm，宽度为1.5～2.0cm，在第5、6胸椎平面分为左、右主支气管。左、右主支气管之间的夹角为60°～85°，正常情况下一般夹角≤90°，其中右侧主支气管和中线的夹角为20°～30°，左侧主支气管与中线的夹角为40°～55°。左右主支气管进一步分支为各叶、段支气管，经多次分支，最后与肺泡相连，通常胸片很难观察段以下支气管。

三、肺

（一）肺野

两侧含气肺组织在胸片上表现为透明的区域，称为肺野。肺野透亮度与肺内含气量相关，深吸气时肺内气量增多，透亮度增高，反之呼气时则透亮度减低，以两肺中下野表现明显。为便于描述标记病变部分，人为地将两侧肺野分别根据第2、4肋骨前端下缘水平线分为上、中、下野，又将一侧肺野纵行平分为三等份，依次称为内、中、外带（图2-2）。第1肋骨外缘以内的部分称为肺尖区，锁骨以下至第2肋骨外

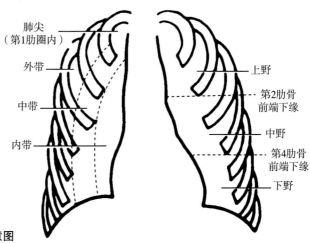

图2-2　肺野分区示意图

缘以内的部分称为锁骨下区。

（二）肺叶与肺段

1.**肺叶**　由叶间胸膜分隔而成，是解剖单位，不同于肺野。右肺分为上、中、下三叶，左肺分为上、下两叶。胸片上并不能显示各肺叶的界限。例如，右肺中野的病变可能在上叶，也可能在下叶，结合正、侧位胸片可推断各肺叶的大致位置。

副叶是肺分叶的先天变异，由副裂深入肺叶内而形成，常见的副叶主要包括奇叶和下副叶。奇叶是因奇静脉位置异常，与周围的胸膜反折形成奇副裂，表现为自右肺尖部向内、下走行至右肺门上方，终端呈一倒置的逗点状。下副叶又称心后叶，其叶间裂呈线状致密影，自膈的内侧向上内斜行达肺门，左侧由于心影遮盖而不易显示。

2.**肺段**　每一肺叶由2～5个肺段组成，各肺段均有其单独的肺段支气管。正常肺部胸片不能显示各肺段之间的边界，但当单独肺段受累等病理情况下，胸片上可观察到肺段的轮廓。肺段的名称与相应的支气管一致（表2-1）。

表2-1　肺段支气管名称

右肺		左肺	
肺叶	肺段	肺叶	肺段
上叶	尖段	上叶	尖后段
	后段		
	前段		前段
中叶	外侧段		上舌段
	内侧段		下舌段
下叶	背段	下叶	背段
	内侧基底段		内前基底段
	前基底段		
	外侧基底段		外侧基底段
	后基底段		后基底段

各肺段由许多肺小叶组成，而每个肺小叶也有独立的小叶支气管，肺小叶直径约为1cm。每支小叶支气管又可分出3～5支末梢细支气管，逐级分支，最后为肺泡。

（三）肺门

肺门影是肺动脉、肺静脉、支气管及淋巴组织的共同投影，其主要组成部分是肺动脉和肺静脉的大分支。正位胸片上，肺门位于两肺中野内带第2～4前肋间处，通常左侧比右侧高1～2cm。两侧肺门均可分为上下两部。

（1）右肺门：①上部由上肺静脉干、上肺动脉及下肺动脉干后回归支组成，其外缘由上肺静脉的下后静脉干形成；②下部由右下肺动脉干构成，其内侧因有含气的中间支气管衬托而轮廓清晰，正常成人宽度不超过15mm。上下部形成一较钝的夹角，称肺门角。

（2）左肺门：①上部由左肺动脉弓形成，表现为边缘光滑的半圆形影；②下部由左下肺动脉及其分支构成，由于左心影的掩盖，只能见到一部分。

（四）肺纹理

自肺门向肺野呈放射分布的树枝状影，称为肺纹理，由肺动脉、肺静脉及淋巴管组成，其中主要成分是肺动脉及肺静脉。肺纹理自肺门向肺野外围延伸，逐渐变细，正常胸片肺下野较肺上野多且粗，而右肺下野较左肺下野粗。

四、纵隔

纵隔是左右纵隔胸膜间的器官、结构和结缔组织的总称，位于胸骨之后，胸椎之前，介于两肺之间。纵隔内有心脏、大血管、气管、主支气管、食管、胸腺、淋巴组织、神经及脂肪等结构和组织，除气管及主支气管可以分辨外，其余结构间无明显对比，只能观察其与肺部邻接的轮廓。

纵隔分区在纵隔疾病的X线诊断中具有重要意义。现介绍九分区法，即在侧位胸片上将纵隔划分为前、中、后及上、中、下共九个区（图2-3），前纵隔在胸骨之后，心脏、升主动脉和气管之前的狭长三角区。中纵隔相当于心脏、主动脉弓、气管及肺门所占据的区域，食管前壁为中、后纵隔的分界线。食管和胸椎旁区为后纵隔。自胸骨柄、体交界处至第4胸椎下缘连一水平线，其上为上纵隔，其下至第8胸椎下缘（肺门下缘）的水平线为中纵隔，肺门下缘以下至横膈为下纵隔。

成人纵隔位置略偏左侧，纵隔宽度受体位和呼吸影响，卧位及呼气时宽而短，立位及吸气时窄而长，尤以小儿为著。

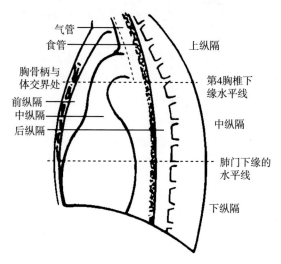

图2-3　纵隔分区示意图

五、横膈

横膈分左右两叶，由薄层肌腱组织构成，呈圆顶状。膈顶多位于第9～10后肋骨水平，通常右膈顶较左膈顶高1～2cm。正位胸片上，膈在外侧及前、后方与胸壁相交形成肋膈角，在内侧与心脏形成心膈角。因横膈的圆顶位于内前方，故横膈表现为内高外低、前高后低状。

横膈随呼吸而上下对称运动，运动幅度为1.0～2.5cm，深呼吸时可达3～6cm。膈的形态、位置及运动，可因膈的发育与胸腹腔病变而出现变化。当膈局部发育较薄或张力不均时，可向上呈半圆形凸起，称局限性膈膨升，为正常变异，多发生于右侧偏内。有时深吸气时，膈顶可呈波浪状，称波浪膈，是因膈附着于不同肋骨前端，在深吸气时受肋骨牵拉所致。

六、胸膜

胸膜是覆盖在肺表面、胸廓内面、横膈上面及纵隔侧面的薄层浆膜，可分为两层，包裹肺和叶间的部分称为脏胸膜，与胸壁、纵隔和横膈相贴的部分称为壁胸膜。正常时胸片上胸膜不显影，只有在胸膜反折处 X 线与胸膜走行方向平行时，才在胸片上显示为薄层状或线状致密影。

第二节　呼吸系统基本病变的 X 线表现

一、气管、支气管狭窄

气管、支气管狭窄直接原因：腔内肿块、异物、分泌物淤积、血块、水肿及痉挛收缩等导致管腔阻塞狭窄；间接原因主要为外在性压迫，如腔外肿瘤、增大淋巴结等压迫引起阻塞狭窄。气管、支气管阻塞狭窄可引起肺内继发性改变，如部分性阻塞可引起阻塞性肺气肿，完全性阻塞引起阻塞性肺不张。

（一）阻塞性肺气肿

肺气肿是肺组织过度充气膨胀的一种状态，阻塞性肺气肿可分为局限性阻塞性肺气肿和弥漫性阻塞性肺气肿。支气管的不完全性阻塞可产生活瓣性作用，吸气时管腔稍扩张能吸入空气，而呼气时管腔稍狭窄不能完全呼出，致使由该支气管所属的肺泡体积逐渐增大，最终过度充气膨胀形成肺气肿。过度膨胀和随之产生的肺泡壁血供障碍或并发感染，可导致肺泡弹性丧失破裂而融合形成肺大疱。另外，肺气肿还有代偿性肺气肿和间质性肺气肿。

1.局限性阻塞性肺气肿　　主要见于支气管异物、早期支气管内肿瘤及炎性狭窄等。

X 线特点：

（1）多形成一个肺叶或一侧肺的透亮度增高，相应区域肺纹理稀疏，以呼吸相显示明显。

（2）透亮区周围正常肺组织密度相对略高，肺纹理受压靠拢、密集。

（3）可出现周围结构受压移位，取决于肺气肿的范围、程度和部位。

2.弥漫性阻塞性肺气肿　常见于慢性支气管炎和支气管哮喘。

X线特点：

（1）胸廓呈桶状，肋骨走行变平，肋间隙增宽，肋膈角增大，胸骨后间隙增大。

（2）横膈低平，可呈波浪状，上下活动幅度变小。

（3）肺透亮度增高，深呼吸时变化不显著或无变化，可见肺大疱。

（4）肺纹理稀疏，变细、变直。

（5）心影狭长，呈垂位心形。

3.代偿性肺气肿　某一部分肺组织因肺不张、纤维化或手术切除，邻近肺组织为代偿其体积和功能而膨胀扩张。

X线特点：

（1）一侧代偿性肺气肿该侧肺野透亮度增高，横膈低平，肋间隙增宽，纵隔影可向对侧移位。

（2）局限性代偿性肺气肿表现为局部肺野透亮度增高，肺纹理减少，邻近叶间裂移位等征象。

4.间质性肺气肿　因支气管或肺泡破裂，气体进入肺间质所致。

X线特点：

（1）肺野透亮度一般增高或无明显改变。

（2）可伴有纵隔气肿、皮下气肿或心包积气。

（二）阻塞性肺不张

支气管完全阻塞导致所属肺完全无气、塌陷而体积缩小，称为阻塞性肺不张，可分为先天性与获得性，获得性者主要见于支气管腔内阻塞或腔外压迫。支气管完全阻塞后，肺内气体多在18～24小时被循环的血液所吸收，相应肺叶萎陷，同时肺泡内可产生一定量的渗液，不张的肺组织可以并发炎症。

1.一侧肺不张　由一侧性主支气管完全阻塞所致，其X线特点为患侧肺野均匀致密，纵隔向患侧移位，肋间隙变窄，横膈升高，心缘及横膈影显示不清晰。健侧肺可有代偿性肺气肿。

2.肺叶不张 由肺叶支气管完全阻塞引起，各肺叶形态、大小及部位不同，故而不同肺叶不张的具体X线表现也不尽相同。

不同肺叶不张的X线共同特点：相应肺叶缩小，密度均匀增高，肺血管、肺门及纵隔可向患侧移位，邻近肺叶可出现代偿性肺气肿。

（1）右肺上叶不张：正位胸片上表现为右肺上叶缩小呈三角形，尖端指向肺门，密度增高，水平裂外侧部上移。肺门向上移位，甚至上半部肺门消失，气管可向右移位（图2-4）。右肺中下叶可有代偿性肺气肿。

（2）右肺中叶不张：正位片表现为右肺下野内侧靠心右缘出现上界清晰下界模糊的片状致密影，心右缘模糊；侧位片表现为自肺门向前下方倾斜的带状或尖端指向肺门的三角形致密影（图2-5）。右肺上、下叶可出现代偿性肺气肿。

（3）左肺上叶不张：正位片表现为左肺上、中野片状密度增高影，上部密度较高，下部密度较低，边界不清，气管向左移，心左缘不清。侧位片表现为斜裂向前移位，不张的肺叶缩小、密度高。左肺下叶呈代偿性肺气肿，而下叶背段过度膨胀可达第2胸椎水平。

（4）左肺或右肺下叶不张：两侧肺下叶不张的X线表现基本相同，正位片表现为肺下野内侧尖端在上、基底在下的三角形致密影，肺门下移。左肺下叶不张可因与心影重叠而显示不如右侧清晰，但在斜位或过度曝光片上可以显示。侧位片下叶不张表现为斜裂向后下方移位，下叶密度高。同侧其他肺叶可出现代偿性肺气肿。

3.肺段不张 较少见，单纯肺段不张一般表现为肺段缩小，呈三角形致密影，基底向外，尖端指向肺门。需注意右肺中叶内侧段不张表现特殊，正位片上呈基底向内、尖端向外的三角形密度增高影。

4.小叶不张 多数末梢细支气管被黏液阻塞所致，多见于支气管肺炎及支气管哮喘。X线表现为多发斑片状密度增高影，其周围可有透明的气肿带。

5.线样肺不张 也称为盘状肺不张，是肺亚段性不张的一种特殊X线表现形态。胸片上表现为膈上条状或盘状致密影，距膈面1～3cm，长度为2～6cm，可一条或多条，远端常伸到胸膜面，并常与胸膜面垂直。

6.圆形肺不张 又称为球形肺不张，多认为与胸腔积液、胸膜炎和气胸有关。积液吸收后部分呈被动不张状态的肺组织受周围增厚胸膜的固定影响而不能复张，常呈圆形，所以称圆形肺不张。X线表现为一个 2.5～5.0cm的圆形或椭圆形软组织块影，以两肺下叶后方或近胸膜的外周肺组织好发，其边缘常部分光整，部分模糊，毗邻胸膜增厚。常见肺纹理聚拢成束呈弧形，先达肺底部，并向肿块弯曲延伸，形似彗星的尾部，此即所谓"彗星尾征"，这是本病的特征性表现。

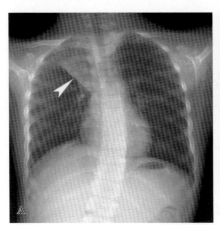
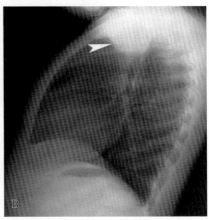

图2-4　右肺上叶不张

A.正位片示右肺上野见楔形高密度影（白箭），边缘锐利；B.侧位片示上肺野密度增高（白箭）

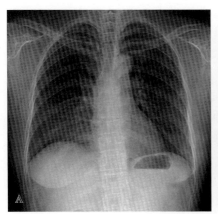
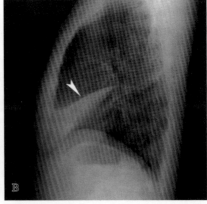

图2-5　右肺中叶不张

A.正位胸片示右肺下野心膈角区密度增高，心影右下缘稍模糊；B.侧位片示前下肺野见楔形高密度影（白箭）

二、肺部病变

（一）渗出与实变

肺泡内的气体被病理性液体（炎性渗出液、血液、水肿液等）或组织所取代而产生的片状阴影，称为肺实变，多见于各种炎症、肺结核、肺水肿、肺出血和真菌病等。机体的急性炎症反应主要表现为渗出，肺部急性炎症进展至某一阶段，即出现肺泡内气体被从血管渗出的液体、蛋白质及细胞所取代，形成渗出性实变。由于病理性液体可以沿着肺泡孔向邻近肺泡蔓延，因而病变区呈逐渐移行状态，与正常肺组织间无截然分界。

X线特点：

1.病变形态多不规则，大小差异较大，呈片状高密度影，密度较均匀，边缘模糊，常可见含气的支气管影，称为空气支气管征或支气管气象。

2.多发病变者，病灶隔以含气的肺组织，形成多发斑片状、小片状高密度影，边界模糊，随病变的进展可融合为大片实变，其中心区密度高于边缘区，如实变占据整个肺叶，其边界至叶间胸膜，则形成边缘锐利以叶间胸膜为界的全叶性实变。

3.肺出血或肺泡性水肿所形成的实变，X线表现与肺炎相似，但其演变较炎症快，经治疗处理后可在数小时或1～2天消失。

（二）增殖性病变

肺的慢性炎症在肺组织内形成肉芽组织，为增殖性病变，其主要病理特点是以成纤维细胞、血管内皮细胞和组织细胞增生为主，内有淋巴细胞、浆细胞形成的浸润病变。由于增殖的成分多为细胞和纤维，故病变与周围正常肺组织分界清楚。增殖性病变常见于各种慢性肺炎、肺结核、硅沉着病等。

X线特点：增殖性病变形态多样，可表现为结节、片状或肿块，密度较高，边缘清晰。没有明显的融合趋势，甚至多数病灶聚集在一起时，各个病灶的界限也较清楚，变化缓慢。

（三）纤维化

纤维化是指增殖性病变在修复愈合过程中，纤维组织逐渐取代病变中的细胞成分，形成瘢痕，可分为局限性纤维化和弥漫性纤维化两类。局限性纤维化多见于慢性炎症、肺结核等；弥漫性纤维化常广泛累及肺间质，对肺功能影响较大，常见于弥漫性间质性病变，包括慢性支气管炎、特发性肺间质纤维化、类风湿、硅沉着病、组织细胞增多症及结缔组织病等。纤维化可引起支气管牵拉扩张。

X线特点：

1.局限性纤维化表现为索条状高密度影，僵直，边缘清晰，与正常肺纹理不同，当病变较小时可形成结节影，与增殖性病变相似。

2.当病变范围较大，甚至累及1～2个肺叶时，表现为大片状致密影，密度不均，其中可见密度更高的索条状影，周围器官可被牵拉移位，如气管及纵隔向患侧移位，上肺野大量纤维化可引起肺门向上移位，下肺野的纹理被牵拉伸直呈垂柳状，多见于肺结核、硅沉着病等。

3.弥漫性纤维化表现为弥漫分布的索条状、网格状及蜂窝状影，自肺门区向外伸展，直至肺野外带。在网状纤维化背景上可间夹多发散在颗粒状或小结节状影，称网状结节病变，多见于慢性间质性肺炎及硅沉着病。

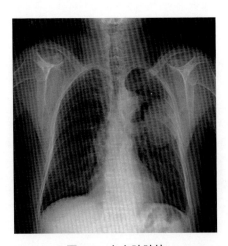

图2-6　左上肺肿块

正位胸片示左肺上野见类圆形高密度影，边缘清晰

（四）结节与肿块

肺内结节或肿块呈圆形、类圆形或不规则形高密度影，通常将直径≤3cm者称为结节，而3cm以上者称为肿块（图2-6）。

X线特点：可单发或多发，良性病变大多数边缘锐利光滑，肺良性肿瘤多有包膜，生长慢，一般不发生坏死，可出现钙化。恶性肿瘤多无包膜，呈浸润性生长，生长快，可发生中心坏死，边缘多不规则，如肺癌常有短细毛刺伸出，由于生长不均衡，其轮廓常呈分叶状或有脐样切迹。肺转移性肿瘤常表现为多发、大小不等的球形病变。

（五）空洞与空腔

1.空洞 为肺内病变组织发生坏死、液化后经引流支气管排出而形成，多见于肺结核、肺脓肿、肉芽肿性多血管炎、肺癌及真菌病等。空洞壁可为坏死组织、肉芽组织、纤维组织、肿瘤组织所形成。

根据空洞壁厚薄可分为虫蚀样空洞、薄壁空洞及厚壁空洞。

X线特点：

（1）虫蚀样空洞：又称无壁空洞，为大片坏死组织内的空洞，洞壁为坏死组织。X线表现为实变肺野内不规则虫蚀状透明区，空洞一般较小、多发，多见于干酪性肺炎。

（2）薄壁空洞：洞壁厚3mm以下，由薄层纤维组织及肉芽组织形成。X线表现为圆形或类圆形透明区，边界清晰，壁厚度多均匀，内壁光滑。薄壁空洞常见于肺结核、肺脓肿。

（3）厚壁空洞：洞壁厚度超过3mm。X线表现为形状不规则的透明影，内壁凹凸不平或光滑整齐。厚壁空洞多见于肺脓肿、肺结核及周围型肺癌。结核性空洞常无或仅有少量液体，外壁整齐清晰；肺脓肿的空洞内多有液平面；癌性空洞常为偏心性厚壁空洞，内壁多不规则，可见壁结节。

2.空腔 是肺内生理性腔隙的病理性扩大，没有病变坏死组织引流排空的过程，如肺大疱、肺囊肿及肺气囊等。空腔壁一般由薄层纤维组织或支气管黏膜上皮构成。

X线特点：与薄壁空洞相似，但壁更薄、均匀，一般腔内无液体，周围无实变。合并感染时空腔壁可炎性增厚，腔内亦可出现气－液平面。

（六）钙化

钙化多发生于退行性变或坏死组织内，属于变质性病变，破坏组织局部脂肪酸分解而引起局部酸碱度发生变化时，钙离子以磷酸钙或碳酸钙的形式沉积下来，多见于肉芽肿性病变，如干酪样结核灶的愈合阶段。肺内某些肿瘤组织或囊肿壁也可钙化，如肺错构瘤、肺包虫病等。硅沉着病、骨肉瘤肺内转移及肺门淋巴结也可发生钙化。

X线特点：

1.病变形态大小多样，可为斑点状、块状或球形，密度很高，边缘清晰锐利，呈局限或弥散分布。

2.肺结核钙化多位于两肺上野，形状不定。硅沉着病钙化多表现为两肺散在多发结节或环状钙化，常伴有肺门、纵隔淋巴结蛋壳样钙化。肺错构瘤内钙化常呈"爆玉米花"样。

三、肺门改变

（一）肺门位置改变

肺纤维化或肺不张可牵拉肺门移位，肺门周围占位性病变、胸腔积液、气胸等均可导致肺门推压移位。

（二）肺门大小改变

1.肺门增大　X线表现为单侧或双侧肺门影增大、增浓，结构不清，可出现球形或分叶状肿块。一侧肺门增大的常见原因是淋巴结增大（多见于结核及转移）、中央型肺癌、一侧肺动脉或肺静脉扩张等。两侧肺门增大多见于淋巴瘤、结节病、双侧肺动脉瘤和肺动脉高压（图2-7）等。

2.肺门缩小　一侧肺门缩小常见于肺动脉分支先天性狭窄或闭锁。两侧肺门缩小多见于法洛四联症。

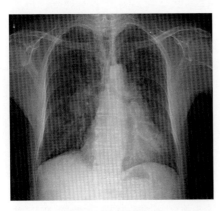

图2-7　肺动脉高压

正位胸片示两侧肺门影增大、增浓

（三）肺门密度改变

一般为肺门部占位性病变与

肺门结构重叠所致，因而肺门增大多伴有密度增高，也可只出现肺门密度改变而不增大。例如，中央型肺癌的瘤体未超出肺动脉上干及下干的横径时，可仅表现为肺门密度增高。

四、胸膜病变

（一）胸腔积液

正常胸膜腔内存在微量液体，在呼吸运动时起着润滑作用。液体量滤出和吸收处于动态平衡，任何因素使胸膜腔内液体形成过快或吸收过缓，都可引起胸腔积液。病因不同，液体的性状也不同。例如，胸膜炎、胸膜肿瘤、肺梗死等可产生渗出液；缩窄性心包炎、充血性心力衰竭或低蛋白血症等可产生漏出液；胸部外伤、主动脉瘤破裂、食管破裂、胸导管破裂等可产生血胸、脓胸和乳糜胸。

X线检查可明确积液的存在，但难以区别液体的性状。胸腔积液因液量的多少和所在部位的不同，有不同的X线表现。

1. 游离性胸腔积液

（1）少量积液：正位胸片上液体上缘在第4肋骨前端平面以下。液体最先聚积于位置最低的后肋膈角，液体量在250ml左右时，正位胸片上仅见肋膈角变平、变钝，随着液体量增加，可依次闭塞外侧肋膈角，掩盖膈顶。透视下液体可随呼吸体位改变而移动，以此可同轻微的胸膜肥厚、粘连进行鉴别。

（2）中量积液：正位胸片上液体上缘在第4肋骨前端平面以上，第2肋骨前端平面以下。由于胸腔内的负压状态、液体的重力、肺组织的弹性、液体的表面张力等作用，包绕在肺周围液体的厚度上薄下厚。当摄影时，胸腔外侧处于切线位，该部分液体厚度最大，因而形成外侧和下部密度高，内侧和上部密度低。X线表现为下肺野均匀密实，上缘呈外高内低的斜形弧线影，肋膈角消失，膈影模糊或消失。

（3）大量积液：正位胸片上液体上缘在第2肋骨前端平面以上（图2-8）。X线表现为患侧肺野均匀致密，有时仅肺尖部透明，肋间隙增宽、横膈低平，纵隔常向健侧移位。

2. 局限性胸腔积液

（1）包裹性积液：胸膜炎时，脏胸膜、壁胸膜粘连使积液局限于

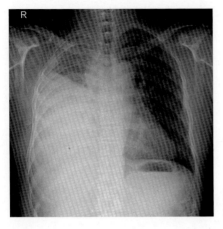

图2-8　右侧大量胸腔积液

正位胸片示右侧肺野见大片状高密度影，其上缘在第2肋骨前端平面以上，右侧膈面被遮盖

胸膜腔的某一部位，称为包裹性积液。其常见于侧后胸壁，偶发于前胸壁及肺尖，胸下部比上部多见。侧后胸壁的包裹性积液的切线位X线片表现为自胸壁向肺野突出的半圆形或扁丘状致密影，密度均匀，边缘光滑、清晰，其上下缘与胸壁的夹角为钝角。

（2）叶间积液：发生于水平裂或斜裂内的局限性积液，称为叶间积液，可与胸腔游离积液并存。发生于斜裂者可局限于斜裂的上部或下部，正位胸片上X线诊断较难，侧位胸片上具有典型特征，即表现为位于叶间裂部位的梭形或球形致密影，密度均匀，边缘光滑锐利。游离性积液进入斜裂时，常在斜裂下部，表现为尖端向上的三角形致密影。

（3）肺下积液：位于肺底与膈之间的积液称为肺下积液，多为单侧，以右侧多见。X线表现为肺下野密度增高，向上推挤的肺下缘呈圆顶形状，与横膈升高相似，原来的膈顶被掩盖。肺下积液"膈圆顶"最高点位于外侧1/3处，肋膈角变深、锐利。仰卧位透视可见游离性积液征象，不同于真正的膈升高。

（二）气胸与液气胸

1.气胸　正常情况下胸膜腔是不含气体的密闭的潜在腔隙，当气体进入胸膜腔则形成积气状态，称为气胸（图2-9）。气胸仅在3种情况下发生，即脏胸膜破裂、壁胸膜破裂及胸膜腔内发生产气微生物感染，临床上最主要见于前两种情况。脏胸膜破裂多在胸膜下肺部病变的基础上发生，肺内气体进入胸膜腔，该类气胸称为自发性气胸，常见于严重的肺气肿、胸膜下肺大疱等，如胸膜裂口具有活瓣作用时，气体只进不出或进多出少，则可形成张力性气胸。壁胸膜破裂一般是由直接损伤导致体外空气进入胸膜腔，常见于胸壁穿通伤、胸部手术及胸腔穿刺等。

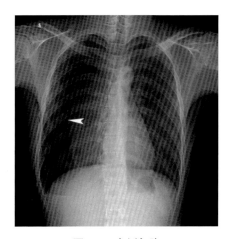

图2-9 右侧气胸

正位胸片示右肺野中外带见大片状无肺纹理透亮影，内侧见压缩肺组织边缘（白箭），纵隔稍向左移

X线特点：

（1）气胸时肺组织自外围向肺门方向压缩，被压缩肺的边缘呈纤细的线状致密影，呼吸时清楚。大量气胸可将肺完全压缩，肺门区出现密度均匀的软组织影，被压缩的程度与胸腔内气体量成正比。

（2）压缩肺边缘与胸壁间出现带状或片状无肺纹理的透亮区，一般发生在肺野上部外带。

（3）患侧膈顶下降，肋间隙增宽，纵隔可向健侧移位。

（4）发生脏胸膜、壁胸膜粘连时出现条状粘连带影，可形成局限性或多房局限性气胸。

2. 液气胸　当胸膜腔内液体与气体同时存在时，称为液气胸，可由外伤、手术或胸腔积液并发支气管胸膜瘘等原因引起。

X线特点：

严重的液气胸立位检查时可表现为横贯一侧胸腔的气液面，而气体较少时，常只见液面而不易看到气体，如有脏胸膜、壁胸膜粘连，可形成多房性液气胸。

（三）胸膜增厚、粘连和钙化

胸膜发生炎症引起纤维素沉着、肉芽组织增生或外伤出血机化均可导致胸膜肥厚、粘连和钙化，胸膜增厚与粘连常同时存在。胸膜钙化多见于结核性胸膜炎、脓胸和出血机化，也见于肺尘埃沉着病。

X线特点：

1.轻度局限性胸膜增厚、粘连，多发生于肋膈角区，表现为肋膈角变浅、变平，呼吸时膈运动受限，膈顶变平直而不呈圆顶状。膈胸膜粘连表现为膈上缘的幕状提起。

2.广泛胸膜增厚、粘连表现为患侧肺野密度增高。沿肺野外侧及后缘出现带状高密度影、肋间隙变窄，甚至引起胸廓塌陷、纵隔向患侧移位。

3.胸膜钙化时表现为胸膜增厚区出现片状、不规则点状或条状致密影。包裹性胸膜炎时，胸膜钙化可表现为包绕于肺表面呈壳状致密影，与骨性胸壁间有一透明间隙。

（四）胸膜肿瘤

常见的胸膜肿瘤有纤维性肿瘤、间皮瘤及转移瘤，X线表现为半圆形、丘状或不规则形肿块，密度均匀，边缘清晰。弥漫性间皮瘤可伴有胸腔积液，而转移瘤常伴有骨质破坏。

五、纵隔病变

（一）纵隔位置改变

肺内、胸腔及纵隔病变均可引起纵隔位置改变。一侧肺气肿、肺内巨大占位性病变、一侧大量胸腔积液或张力性气胸等可导致纵隔向健侧移位。一侧肺不张、肺内大量纤维性变或胸膜增厚时则会出现纵隔向患侧移位。当支气管发生不完全性阻塞，呼气时患侧胸腔内压升高，导致两侧胸腔压力不均衡，纵隔向健侧移位，吸气时纵隔又恢复原位，称为纵隔摆动。

（二）纵隔形态改变

纵隔形态改变最常见的是正位胸片上出现纵隔影增宽。例如，纵隔炎症、血肿、脓肿、气管旁淋巴结结核、纵隔内占位、上腔静脉及奇静脉扩张、动脉瘤、纵隔积液等均可引起纵隔影增宽。

（三）纵隔密度改变

纵隔气肿可表现为纵隔内低密度气带影，常与气胸及皮下气肿同时存在。当腹部空腔脏器疝入纵隔时，纵隔内可出现低密度气体影。畸胎瘤所含牙齿、大动脉壁钙化、淋巴结钙化等表现为纵隔内局限性致密影。软组织密度病变与正常纵隔密度无明显对比度差异，二者难以分辨。

六、横膈病变

（一）横膈位置改变

膈上或膈下病变均可导致横膈升高。一侧横膈升高可见于肺不张、肺毁损、肺叶切除术后、膈神经麻痹、腹部肿瘤、膈下脓肿等。两侧横膈升高多见于腹腔巨大肿瘤及腹水。肺气肿可出现横膈下降。

（二）横膈形态改变

肺气肿时，横膈低平，可出现波浪状，常伴肋膈角圆钝。结核或炎症引起胸膜增厚、粘连时，可出现膈面幕状提起。横膈肿瘤可使膈面变形、局限性升高，在胸片上可表现为圆形或扁丘状边缘清晰的肿块，肿块可随膈面同步运动。

第三节　呼吸系统常见病变的X线诊断

一、支气管病变

（一）支气管囊肿

【病因病理和临床表现】 支气管囊肿与肺胚胎发育障碍有关，是呼吸系统最常见的先天性病变。支气管囊肿可单发或多发，发生于肺内者称为肺囊肿，囊腔内可含气体、液体或液气混合物；发生于纵隔者称为纵隔支气管囊肿。囊壁薄而均匀，内层为上皮层，有支气管壁结构，但无尘埃沉着，可与后天性囊肿相区别。

支气管囊肿多见于青少年男性，临床症状与囊肿部位、大小及是否与支气管相通有关，常见症状为咳嗽、咳痰、咯血，继发感染时可表现为发热、咳脓痰、胸痛等，囊肿小者可无症状，若为张力性囊肿可表现为自发性气胸症状。少数可恶变。

【诊断要点】

1.含液囊肿

（1）呈圆形、卵圆形或分叶状。

（2）边缘光滑锐利，周围肺组织清晰。

（3）均匀高密度影，有时囊壁弧形钙化。

（4）深呼气相、吸气相囊肿形态大小可改变。

2.含气囊肿和液气囊肿

（1）囊壁内外缘光滑，壁薄（约1mm）而均匀一致（图2-10）。

（2）囊内可有线样间隔，呈多房或分叶状。

（3）液气囊肿常有液平面。

（4）深呼气相、吸气相囊肿形态大小可改变。

（5）继发感染后囊壁增厚，可与急性肺脓肿相似，但抗感染治疗后可恢复囊肿原貌。反复感染者，囊壁纤维化，与慢性肺脓肿鉴别困难。

（6）若引流支气管部分阻塞，可形成张力性囊肿，甚至出现纵隔疝。

3.多发性肺囊肿

（1）一叶、一侧或双侧肺，以一侧者多见。

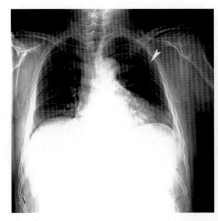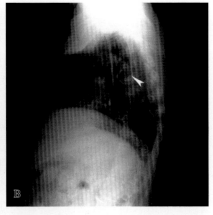

图2-10　左肺上野含气囊肿

A.正位片示左肺上野类圆形透亮影（白箭），边缘光滑锐利，周围肺组织清晰；B.侧位片示后上肺野椭圆形透亮影（白箭），边缘光滑清晰

（2）含气囊肿多见，少数囊内可有较小的液平面。

（3）囊壁薄，边缘锐利，感染后囊壁可增厚而模糊。

（4）蜂窝肺/囊性肺：多发大小不等的薄壁环形透光区相互重叠，常占据整侧肺。

【鉴别诊断】

1.肺结核空洞　与含气囊肿鉴别，其空洞壁多较厚，有典型的好发部位，可见周围卫星病灶和（或）远处播散病灶，可见钙化及引流支气管影，抗结核治疗后可缩小。

2.肺大疱　壁薄不清，可有局部或全肺肺气肿，常无液平面。

3.肺包虫囊肿　与液气囊肿相鉴别，其囊壁钙化及有典型内囊分离特点，且有疫区接触史及居住史。

4.急性肺脓肿　与合并感染的囊肿相鉴别，其全身症状明显，起病急，抗感染治疗可完全吸收，需随访动态观察。

【特别提示】　肺部的囊性病变种类较多，有时难鉴别时，应及时进行 CT 检查，明确诊断及定期随访观察。张力性含气囊肿因支气管部分阻塞形成活瓣，需及时手术治疗，以防发生自发性气胸或纵隔疝。

（二）慢性支气管炎

【病因病理和临床表现】　慢性支气管炎简称慢支，常继发于急性支气管炎后，多见于老年人或有慢性肺部疾病的患者，为支气管黏膜及其周围组织的慢性非特异性炎症。病理表现：支气管黏膜下和周围大量炎性细胞浸润、黏膜充血水肿、支气管黏液腺增生或肥大、间质纤维化、小支气管或小血管扭曲变形等。常伴感染、支气管扩张、肺气肿、肺大疱及肺源性心脏病等。临床症状是长期反复的慢性咳嗽、咳痰，可伴有胸闷、气急、呼吸困难等。

【诊断要点】

1.早期无异常表现，进展到一定程度时，肺纹理普遍增多、增粗、紊乱和扭曲（图 2-11）。

2.轨道征：增厚支气管壁与 X 线垂直，表现为平行的线状致密影。

3.纤维化：粗细不匀的小条状或点状致密影，纤细的网状阴影。

4.肺气肿：肺野透亮度增加，肋间隙增宽，膈低平。

5.可出现肺动脉高压、肺源性心脏病等。

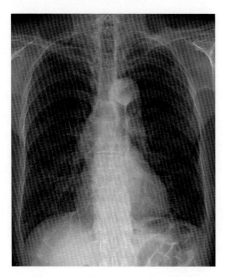

图2-11 慢性支气管炎、肺气肿

【鉴别诊断】 主要需与间质性肺病、支气管扩张、细支气管炎等相鉴别。

【特别提示】 慢性支气管炎X线诊断无明显特异性，合并肺气肿时较易诊断，但需密切结合临床病史。

（三）支气管扩张

【病因病理和临床表现】 支气管扩张简称支扩，为一种较常见的慢性支气管病变，表现为支气管内径的异常增宽。常见病因为支气管感染和阻塞、外压或牵引等，先天性病因少见。病理表现：支气管肌层的结缔组织破坏，长期剧烈咳嗽和呼吸运动，使支气管内压增高所致支气管扩张。可分为柱状、囊状、静脉曲张型。

支气管扩张多见于青壮年，主要症状为慢性咳嗽、咳大量脓痰和反复咯血，合并感染时可有发热、胸痛等，病变广泛可有呼吸困难、发绀及杵状指等。

【诊断要点】

1.病变好发于两下肺，早期X线平片可无异常发现。

2."双轨征"或杵状阴影。

3.薄壁囊状或蜂窝状透光影见图2-12，其内可见气－液平面。

4.继发感染时，可见斑点状或片状模糊阴影。

5.邻近可有肺气肿、胸膜增厚表现。

【鉴别诊断】

1.多发性肺囊肿 相对较大，囊壁菲薄，多为含气囊肿，液平面较少。

2.肺气囊 多见于金黄色葡萄球菌性肺炎病例，常伴有肺内浸润病灶或脓肿，变化快，治疗后可吸收。

【特别提示】 X线平片诊断支气管扩张价值有限，高分辨率薄层CT

扫描对支气管扩张显示最佳。临床有反复咳嗽、咳痰及咯血症状时，需要考虑到支气管扩张的诊断。

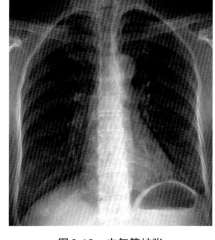

图2-12　支气管扩张
两肺下野多发薄壁囊状或蜂窝状透光影，周围斑点、条索状模糊阴影

（四）气管、支气管异物

【病因病理和临床表现】　气道异物引起气道机械性阻塞、损伤等继发支气管及肺组织感染，引起支气管的活瓣性或完全性阻塞，造成一系列病理变化，如阻塞性肺气肿或阻塞性肺不张、黏膜充血水肿等。气道异物常见于5岁以下儿童。

气道异物较小时或管状异物，可无阻塞性改变。气管内异物多位于喉腔或声门下区，引起的临床症状多较重，表现为剧烈咳嗽、喘鸣，甚至窒息。支气管异物吸入时表现为突然呛咳，可有咳嗽、咳痰、发热等症状。

【诊断要点】

1.直接征象　不透光异物可直接显示其部位、形态和大小。金属类或骨质类异物可直接见于气管的透光气柱内，以异物最大径居于矢状位为其特点，即侧位X线片能见其最大宽度，正位X线片能见其侧位投影，此点与食管异物相反，可资鉴别。

2.间接征象

（1）气管内异物以呼气阻塞最为显著，呼气、吸气时肺野透亮度改变不明显。

（2）支气管内活动性异物吸气时异物下移，气体不能进入或进入较少，纵隔向患侧摆动。呼气时，气流推动异物上移，气体呼出，纵隔恢复中位。

（3）支气管内非活动性异物吸气时支气管扩张，气体进入；呼气时气体不能呼出，纵隔向健侧摆动。

（4）支气管完全阻塞可引起一侧全肺、肺叶、肺段的不张，阻塞性肺炎，甚至并发肺脓肿。

【鉴别诊断】　主要与食管异物相鉴别：食管异物在侧位片上位置较气管偏后，其最大径位于冠状面，最小径位于矢状面，食管钡剂检查及CT检查有助于鉴别。

【特别提示】　临床多有较明确的异物吸入史及相应的临床症状，不透光异物在X线上容易诊断，透光异物需根据病史及透视下动态观察，怀疑者应及时进行CT检查，警惕并发症的发生。

（五）气管、支气管裂伤

【病因病理和临床表现】　气管裂伤常发生在隆突附近，而支气管裂伤大多在主支气管离隆突1～2cm处。常有前胸壁的闭合性损伤史，临床症状为呼吸困难、咳嗽、咯血和发绀。

【诊断要点】

1.气管、支气管周围有平行的透亮气体影。

2.完全断裂并移位者，可见支气管气柱成角变形。

3.成年人常常合并第1～3前肋骨折，儿童由于胸廓弹性较好，骨折线不明显。

【鉴别诊断】　临床多有较明确的外伤史及相应的临床症状，但该病在X线上诊断时容易漏诊。

【特别提示】　当出现张力性气胸伴有纵隔、皮下气肿而无胸腔积液时，应高度提示气管、支气管裂伤，需及时进行CT检查明确诊断。

二、肺血管疾病

（一）肺隔离症

【病因病理和临床表现】　肺隔离症为先天发育畸形，体循环动脉分支供应的一部分发育不全、无呼吸功能而与正常肺组织相隔离的肺组织，多数与正常支气管不相通，可分为肺叶内型和肺叶外型。肺隔离症于青年多见，常无症状，感染时有发热、咳嗽、咳脓痰等症状。

（1）肺叶内型：多见，与同叶正常肺组织被共同的脏胸膜所包围，供血动脉多为降主动脉，静脉回流至肺静脉。囊内充满黏液，感染时可与毗邻支气管相通，并发肺脓肿。

（2）肺叶外型：少见，有独自的脏胸膜，供血动脉多为腹主动脉，静脉回流至体静脉系统，不易引起感染。

【诊断要点】

1.好发于下叶后基底段（图2-13），紧贴膈面，其长轴与该段支气管走行方向一致。

2.感染时边缘模糊，后期出现纤维化时可表现为向外牵拉的夹角。

3.囊肿型、单发或多发，可有液平面；呼吸时病变形态大小可改变。

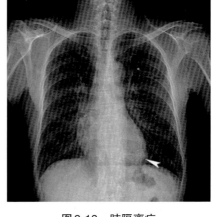

图2-13　肺隔离症
胸片提示左肺下野内带心影重叠处斑片影（白箭），最终以CT明确

4.病灶长期不消失，部分可合并膈疝。

【鉴别诊断】

1.并发感染时需要与肺脓肿相鉴别，气-液平面及气体为后者典型表现，囊状改变较少。

2.支气管扩张伴黏液潴留致阻塞性不张，需要应用增强CT明确。

3.肿瘤性病变，如肺癌等，应用CT明确诊断。

【特别提示】　X线平片注重病变的检出，并不能确诊，CT血管造影术（CTA）或增强扫描提示病变的供血动脉来自胸或腹主动脉的异常分支，可明确肺隔离症的诊断。

（二）肺动静脉瘘

【病因病理和临床表现】　肺动静脉瘘又称肺动静脉畸形，多为先天性，部分有家族遗传，少数为肺创伤所致。基本病理改变为扩大的动脉经过菲薄囊壁的动脉瘤样囊腔直接通入扩大的静脉。

肺动静脉瘘患者多无症状，部分体检能听到收缩期或双期杂音，较大的肺动静脉瘘表现为活动后呼吸困难、气促、发绀、杵状指（趾）、红细胞增多症等；破裂时常见症状为咯血；合并毛细血管扩张症时可出现皮肤黏膜出血点、紫斑或紫癜等。

【诊断要点】

1.多呈凹凸不平或呈分叶状，边缘光滑，密度均匀，少数有钙化。

2.输入血管影，即一支或数支粗大扭曲的血管影，从肿块引向肺门。

3.呼、吸气相可显示肿块形态和大小的改变。

4.多发者可出现病变区肺血管纹理增粗、扭曲，表现为逗点状或葡萄状影。

【鉴别诊断】　需与结核球、良性肿瘤和肺癌等相鉴别。

【特别提示】　当X线片提示存在输入血管影时，并有相应的临床表现，需要考虑肺动静脉畸形的诊断，可行增强CT或CTA检查予以明确。

（三）肺栓塞和肺梗死

【病因病理和临床表现】　肺栓塞栓子多源于下肢深静脉血栓和右心附壁血栓，多为双侧发病即多支血管发病。常见病因主要有久病卧床、妊娠、外科手术后、心肌梗死、心功能不全、抗血栓因子Ⅲ缺乏等。

肺梗死是肺组织因肺栓塞后引起的缺血坏死，多涉及肺段，肺泡和间质内有坏死、出血及炎性改变，后期可形成纤维化及胸膜皱缩。

大分支栓塞、梗死可有急剧呼吸困难、发绀、胸痛、心动过速和休克等症状，小分支栓塞可无症状。

【诊断要点】

1.肺栓塞

（1）局部肺纹理减少或缺如。

（2）广泛性小血管栓塞：普遍肺纹理减少，透亮度增高（图2-14）。

（3）一侧肺门区肺动脉增粗，远端突然变细或缺如。

（4）右心扩大，上腔静脉扩张。

2.肺梗死

（1）典型表现：锥形或半圆形实变，基底部较宽位于胸膜面。

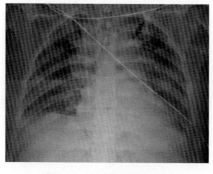

图2-14　肺梗死合并感染

两肺野内多发斑片、片絮状模糊密度影，心影增大，双侧少量胸腔积液

（2）少数呈斑片状模糊影，与炎症类似。

（3）后期可残留条索状阴影、胸膜肥厚粘连。

（4）可有心影增大。

【鉴别诊断】 本病X线诊断特异性不高，需与大叶性肺炎、小叶性肺炎等相鉴别。

【特别提示】 肺栓塞病死率较高，对于有突发性胸痛、呼吸困难、血氧饱和度降低，甚至休克者要高度怀疑肺栓塞，需及时行CTA检查明确诊断，避免贻误最佳治疗时机。

（四）肺水肿

【病因病理和临床表现】 肺水肿的原因包括毛细血管压力改变和通透性改变，病理上分为间质性肺水肿和肺泡性肺水肿，严重者常两种情况并存。

间质性肺水肿见于引起肺静脉高压的任何情况，多为心源性，渗出液分布在支气管及其伴行的血管周围组织间隙和小叶间隔内，显微镜下显示淋巴管增粗和间质水肿。

肺泡性肺水肿即为液体在肺泡内聚集，呈片状，肺体积增大，有液体外渗，合并充血时渗液为红色或棕色。病因很多，除心脏病外，常见原因有尿毒症、过敏、输液过量等。

急性期典型临床表现主要为气急、端坐呼吸、咳泡沫白痰或粉红色痰，以及可闻及水泡样啰音。

【诊断要点】

1.间质性肺水肿

（1）肺静脉高压，肺纹理模糊。

（2）上、下肺血流倒置，上肺血管纹理增粗，下肺血管纹理变细。

（3）间隔线出现：A线：从肺野外围引向肺门的长线状影，较少见；B线：主要位于两下肺野外带，不超过2cm的短线影，互相平行，常垂直于胸膜面；C线：中下肺野出现网状阴影。

（4）可出现少量胸腔积液。

（5）心影增大。

2.肺泡性肺水肿

（1）病灶弥漫：两肺广泛分布斑片状阴影，常融合成大片，密度较

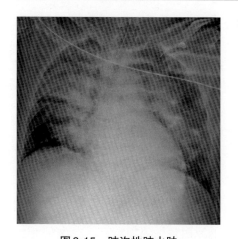

图2-15　肺泡性肺水肿

两肺门周围大片状模糊阴影，"蝶翼征"，肺尖、肺底及肺外带纹理清晰

低，边缘模糊。

（2）中央型肺水肿：一侧或双侧肺门区的大片状模糊阴影，典型表现为"蝶翼征"（图2-15），肺尖、肺底及肺外带一般清晰。

（3）局限性肺水肿：一侧肺或局部的实变影。

（4）可有支气管充气征。

【鉴别诊断】

1.病毒性或支原体肺炎　多有发热症状，心脏大小正常，结合相关实验室检查可予以鉴别。

2.癌性淋巴管炎　通常合并恶性肿瘤史，肺门淋巴结肿大，心脏大小正常，病变一般不似肺水肿分布广泛。

【特别提示】　结合临床病史和体征，X线典型表现常能明确诊断，肺水肿影像变化迅速，短期随诊复查，对比观察协助诊断。

三、肺部炎症

（一）大叶性肺炎

【病因病理和临床表现】　本病多呈大叶分布，为细菌引起的急性实质性肺炎，主要致病菌为肺炎链球菌或肺炎双球菌。大叶性肺炎多见于青壮年，起病突然，典型症状为高热、寒战、咳嗽、胸痛，少数人咳铁锈色痰。病变区语颤增强，叩诊浊音，血中白细胞计数增高。

病程与分期如下。

（1）充血期：肺泡间隔毛细血管充血，肺泡中有少量渗出液但仍含有空气，12～24小时后转入实变期。

（2）实变期：包括红色与灰色肝样变期。红色肝样变期肺泡内充满纤维素性渗出液及大量红细胞，灰色肝样变期肺泡内充满渗出液及大量白细胞。

（3）消散期：肺泡内渗出液开始吸收，重新充气。

【诊断要点】

1. 充血期

（1）肺野可无异常征象。

（2）患处肺纹理增多、增粗，肺野透亮度下降。

（3）病侧横膈运动稍受限。

2. 实变期

（1）实变范围多与大叶或肺段一致。

（2）实变区密度均匀一致增高（图2-16），可见支气管充气征。

（3）病变区体积无明显增大或缩小。

（4）实变区的远侧多靠近胸膜或叶间裂。

3. 消散期

（1）实变阴影的密度逐渐降低，呈散在的、分布不规则的斑片状阴影。

（2）多在几周内全部吸收消散，常不留痕迹。

（3）部分遗留少许纤维索条阴影或演变为机化性肺炎。

【鉴别诊断】

1. 大叶性干酪性肺炎　实变区密度不均匀，常可见蜂窝样空洞，肺

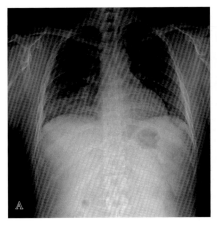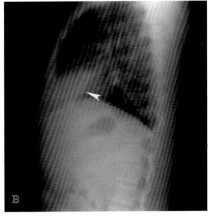

图2-16　右肺中叶大叶性肺炎

A. 正位片示右肺下野心影旁小片状高密度影，边缘模糊；B. 侧位片示右前下肺野密度均匀一致增高（白箭），肺纹理消失，肺体积正常

叶体积一般有缩小，其他肺野有播散病灶，短期复查病变不吸收，结合临床低热、盗汗等慢性消耗症状，痰结核菌阳性等，可予以鉴别。

2.中叶肺不张　临床多无急性感染症状，肺叶体积缩小，邻近组织结构向病变区移位。

【特别提示】　本病在实际工作中多不呈大叶或肺段分布，有时容易误诊，X线特点与其病程有关，重视临床特点可减少误诊。

（二）小叶性肺炎

【病因病理和临床表现】　小叶性肺炎又称支气管肺炎，常见于婴幼儿和年老体弱者，主要致病菌为肺炎链球菌和金黄色葡萄球菌。临床主要症状为发热、咳嗽、咳脓痰，严重者有呼吸困难和发绀。基本病理变化是呈肺段分布的小叶炎性实变，在支气管和肺泡内产生炎性渗出物。

金黄色葡萄球菌感染变化迅速，常在支气管细支气管周围肺组织发生化脓性坏死，形成多发性脓肿。小支气管内常充满脓性分泌物，引起活瓣性阻塞，导致肺大疱、肺气囊或局限性肺气肿。

【诊断要点】

1.多见于两肺中下野，沿支气管分布，肺纹理模糊（图2-17）。儿童可迅速发展成大叶或肺段实变。

2.小叶实变多发散在小的斑片状阴影，亦可融合成大片状。病灶中心密度较高，边缘较低，分界模糊，少见支气管充气征。

3.可合并阻塞性肺气肿、小叶肺不张。

4.可伴发肺脓肿，其壁较厚，内壁不规则，内有液平面。

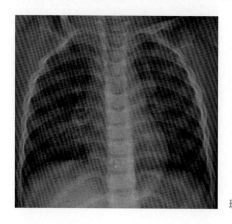

图2-17　小叶性肺炎
两肺下野中内带沿支气管走行，斑点、斑片状密度增高影，边缘模糊

5.治疗后可完全吸收，少数继发支气管扩张、机化性肺炎表现。

【鉴别诊断】

1.过敏性肺炎 分急性、亚急性及慢性期，上肺多见，部分病例呈游走性变化（即一处病变吸收，另一处出现新的病灶），临床有过敏原的接触史，嗜酸性粒细胞计数升高、血清冷凝集试验阴性等。

2.浸润型肺结核 多病灶、多形态、多密度，表现为多样性，有典型的好发部位，周围可见播散病灶，亦可见干酪样空洞，变化缓慢，吸收后多留有痕迹。

【特别提示】 引起小叶性肺炎的病因很多，影像学检查不能判断病变的病原性质，需结合相关血清学检测，其中肺气囊形成是金黄色葡萄球菌感染的重要征象。

（三）间质性肺炎

【病因病理和临床表现】 间质性肺炎即发生于肺间质的炎症，细菌和病毒均可引起，病变局限于肺间质组织、支气管壁、肺泡间隔和肺泡壁，而肺泡多不受累。

临床上有发热、咳嗽、气急及发绀，临床症状明显，而体征不明显。

【诊断要点】

1.以肺门区及下肺较多，肺尖及肺外带较少。

2.纤细而不规则的条状阴影，交织成网，致肺透亮度下降（图2-18）。

3.在网织阴影的基础上，有弥漫的小点状或粟粒影。

4.肺门结构紊乱、模糊。

5.吸收较缓慢且不易吸收完全。

6.常伴有肺气肿，少数出现支气管扩张、肺间质纤维化。

【鉴别诊断】

1.与其他原因引起的肺间质病变（胶原病、结节病、组织细胞增多症X、肺尘埃沉着病、细支气管炎等）相似，X线平片鉴别困难。

2.胸片上间质结节所致的粟粒状阴影需与粟粒型肺结核相鉴别。

【特别提示】 本病临床症状多较重，而影像学表现相对轻微，两者相互分离，需注意结合临床病史及相关实验室检查。

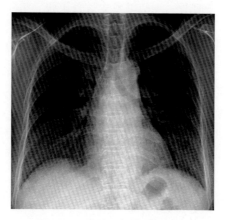

图2-18 两肺下野间质性肺炎

两肺下野多发纤细而不规则的条状阴影，交织成网，夹杂弥漫的小点状、粟粒影，边缘模糊，相应肺透亮度下降

（四）肺脓肿

【病因病理和临床表现】 肺脓肿分为急性肺脓肿与慢性肺脓肿，致病菌主要有肺炎球菌、葡萄球菌、链球菌、大肠埃希菌等，感染途径有吸入性（最多见）、血源性及周围直接蔓延等。主要病理改变是化脓性细菌引起肺实质炎性渗出、坏死和液化，液化物质经支气管排出，形成空洞。

（1）急性肺脓肿：常为一个肺段或亚肺段的急性炎症坏死，逐渐变化并与支气管相通，排出脓液形成空洞。临床表现有寒战高热、咳嗽咳痰、胸痛、中性粒细胞增高，当脓腔与支气管相通后，咳出大量脓臭痰。

（2）慢性肺脓肿：多为急性期治疗不当转化而来，空洞壁及周围肺组织大量纤维化，支气管扭曲、扩张，引流不畅，脓液向邻近肺组织蔓延，窦道和新的脓腔反复形成。临床表现多为慢性中毒及消耗症状，有慢性咳嗽、咳脓痰和咯血症状，并可反复急性发作。

【诊断要点】

1.急性肺脓肿

（1）大片状实变阴影，边缘模糊，中心液化坏死时局部密度减低。

（2）出现空洞，内壁光滑或高低不平，可有液平面（图2-19），外缘模糊。

（3）病变常靠近肺边缘，相邻胸膜增厚或伴有胸腔积液。

（4）空洞周围及其他肺野一般没有播散病灶，引流支气管不明显。

（5）若引流不畅可形成张力空洞，洞形变圆，洞壁变薄。

（6）治疗后可迅速吸收，部分遗留少许纤维索条影。

2. 慢性肺脓肿

（1）空洞形态多不规则，部分空洞壁可显示不清。

（2）空洞可呈多房、分隔或呈蜂窝状。

（3）空洞壁多较薄，内外缘多清楚，急性炎症发作时边缘模糊。

（4）空洞周围常有纤维条索影，肺叶体积缩小，有播散者，可出现斑片状模糊阴影。

（5）病变可跨叶蔓延。

（6）液平面可有可无，常有明显的胸膜增厚。

3. 血源性肺脓肿

（1）两肺多发圆形病灶，边缘较清楚，内部可有液化空洞。

（2）两肺广泛边缘模糊的片状阴影。

（3）少数表现为粟粒阴影。

（4）常出现肺气囊和脓肿空洞。

（5）病变变化快，具有游走性。

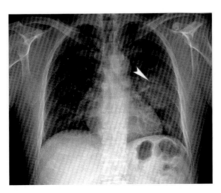

图2-19　左肺脓肿

左肺中野团片状阴影，中央少量液平（白箭），边缘模糊

（6）可并发脓胸、脓气胸。

【鉴别诊断】

1.早期空洞未形成时与细菌性肺炎鉴别困难。

2.空洞形成后与结核空洞、癌性空洞、肺囊肿等相鉴别。肺脓肿空洞多为中央性；结核空洞多为偏心、厚壁空洞，空洞与肺门之间常可见轨道样引流支气管，其他肺野可有播散病灶及卫星灶，短期治疗观察变化小；癌性空洞多为偏心、不规则厚壁空洞，伴有其他继发改变；肺囊肿壁薄，形成环形透亮影。

【特别提示】　肺脓肿抗感染治疗后应短期复查，X线诊断有时价值有限，需积极CT检查，观察病灶有无吸收好转，尤其是需要与肺癌、肺结核进行鉴别。血行性肺脓肿病灶演变迅速，可以一日数变，常可见有的病灶被吸收，同时又出现新的病灶。

（五）机化性肺炎

【病因病理和临床表现】　机化性肺炎是肺炎球菌或化脓性细菌引起的肺炎不能及时被吸收或反复发作而引起大量纤维组织增生。其病理变化为肺组织的慢性炎症，大量纤维组织增生、肺组织收缩，邻近组织气肿及支气管的炎症、狭窄、扭曲和扩张。

患者常见症状有低热、咳嗽、咳脓痰和胸痛等，轻者无明显症状。

【诊断要点】

1.多为局限型，形态不规则，肺内斑片或团片状密度增高影，边缘多较清楚，周围可有不规则索条影。

2.边缘有许多长短粗细不一的毛刺向肺野内伸展。

3.密度不均匀，内可有小的透光区或扭曲扩张的支气管。

4.病变肺叶常有收缩，叶间裂移向病变。

5.病变周围可有肺气肿，邻近胸膜常有增厚。

【鉴别诊断】

1.患者胸片表现为团块状影时需与周围型肺癌相鉴别，前者可见小脓腔或局部支气管扩张，与胸膜间可形成粘连带，后者表现为分叶、毛刺、癌性空洞、胸膜凹陷、癌性淋巴管炎等恶性征象，结合临床病史及CT检查予以鉴别。

2.合并支气管扩张时需与支气管扩张合并感染相鉴别，前者以慢性炎性病变为主，后者以支气管扩张为主，HRCT诊断具有优势。

【特别提示】　机化性肺炎影像学表现多种多样，有时与周围型肺癌鉴别困难，需定期随诊观察，必要时行纤维支气管镜检查及肺部穿刺活检明确。

四、肺结核

肺结核的病理变化、临床及X线表现均十分复杂，它是由结核杆菌引起的常见呼吸道慢性传染病。机体初次接触结核杆菌，产生一系列变态反应，出现淋巴管炎和淋巴结炎等。当再次接触结核杆菌时肺部发生多种性质的病理变化，如渗出、增殖、干酪样坏死、空洞、纤维性变和钙化等。临床分型（五型）：原发型肺结核（包括原发综合征和胸内淋巴结核）、血行播散型肺结核（包括急性、亚急性和慢性）、继发型肺结核、结核性胸膜炎及其他肺外结核。

（一）原发型肺结核

【病因病理和临床表现】　原发型肺结核即肺实质内渗出病灶及局部淋巴管炎、所属淋巴结炎。多见于儿童、青年及初次感染结核菌患者。

【诊断要点】

1.原发综合征：典型"哑铃状"形态，边缘呈模糊云絮样影（原发病灶），自原发灶引向肺门的索条状致密影（淋巴管炎），以及肺门和纵隔淋巴结肿大。

2.胸内淋巴结核：肺内原发灶吸收、消散，仅表现肺门或纵隔淋巴结肿大。

【鉴别诊断】

1.结节病

（1）典型表现为两侧肺门淋巴结对称性增大，单侧肺门淋巴结增大极少见。而原发肺结核则多为单侧肺门或伴有单侧纵隔淋巴结增大，双侧少见。

（2）其肺部病变多为广泛性，而结核原发灶多为单发或较局限。

（3）好发年龄以中青年女性居多，原发性肺结核以儿童、青年多见。

2.淋巴瘤

（1）双侧广泛淋巴结肿大，单个或单侧淋巴结肿大少见。

（2）肺部改变以间质浸润为主。

（3）常伴有全身淋巴结肿大。

3.肺癌淋巴结转移

（1）常见同侧肺门及纵隔淋巴结肿大转移。

（2）肺部病变呈结节或肿块状，有分叶、毛刺等恶性征象。

（3）多见于老年人。

（二）血行播散型肺结核

● 急性血行播散型肺结核

【病因病理和临床表现】 急性血行播散型肺结核由大量结核杆菌一次或短时间内数次进入血液循环所致，是全身粟粒性结核的肺部表现，亦称为粟粒型肺结核。以初次感染多见。表现为两肺弥漫分布针尖至粟米大小的结节样病灶，可为渗出性、增殖性或干酪性病变。

患者起病急、症状重，可出现持续高热、寒战、咳嗽、呼吸困难、发绀甚至昏迷等结核中毒症状。

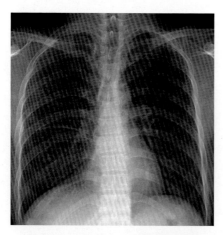

图2-20　急性血行播散型肺结核

两肺弥漫粟粒影，分布均匀、大小均匀、密度均匀

【诊断要点】

1.发病初期仅见肺纹理增强，约3周可出现粟粒样结节影。

2.典型三均匀：分布均匀、大小均匀、密度均匀（图2-20）。

3.病灶密度均匀，或中心密度稍高，无钙化，直径1～2mm。

4.病灶边缘清楚或模糊部分呈磨玻璃改变，一般无融合。

5.常有肺门或纵隔淋巴结肿大，或有原发综合征残存征象。

6.经积极抗结核治疗2～3个月后，病灶可有明显吸收或全部吸收，亦有遗留粟粒样钙化者。

【鉴别诊断】 主要与肺转移瘤相鉴别：

1.原发肿瘤病史，肺内表现为大小不一的结节，偶有弥漫性粟粒样表现。

2.病灶分布不一致，一般肺尖无病灶分布。

3.病灶大小常不一致。

4.多发生于老年人，临床无明显急性中毒症状。

● 亚急性和慢性血行播散型肺结核

【病因病理和临床表现】 较少量的结核杆菌在一段较长时间内多次侵入血液循环所致，以再次感染多见。临床表现以侵入结核菌的多少、播散的速度、患者抵抗力和个体差异等表现不一。亚急性者常有午后低热、盗汗、咳嗽、咯血等症状，慢性者可有轻度中毒症状和呼吸道症状。

【诊断要点】

1.三不均匀：分布、大小、密度。

2.病灶分布不均匀：主要分布于两肺上中野，肺尖病灶最密集。

3.病灶大小不一致：小如粟粒，大至绿豆，可融合成片。

4.病灶密度不一致：较新的病灶密度较低，较老的病灶可呈纤维、增殖、钙化表现。

5.病灶边缘可模糊或清楚。

6.可出现干酪样坏死，形成空洞或支气管播散。

7.肺门或纵隔可见肿大淋巴结。

【鉴别诊断】 主要与尘肺相鉴别：

（1）肺尖一般病灶较少分布，大小较一致，边缘较清楚。

（2）肺纹理增多、增粗，并可见网状影、肺气肿表现。

（3）两肺门、纵隔淋巴结肿大，密度较高或钙化。

（4）有粉尘接触史，无结核中毒症状，但可有呼吸功能不全症状。

（三）浸润性肺结核

浸润性肺结核主要见于成人，为原发病灶复发或外源性再感染，包括渗出性、增殖性、干酪性和空洞性肺结核等，其基本病理特点是多种性质的病变同时存在，但常以某一种病变为主。

● **渗出性病变**

【病因病理和临床表现】 表现为肺实质充以炎性渗液，是肺结核病的最初期变化，常见者为渗出性病灶中心有干酪样坏死。

轻者可无明显临床症状，重者可有咳嗽、咯血及低热、盗汗等轻度结核中毒症状。

【诊断要点】

1.好发于上叶尖后段、下叶背段，单发或多发。

2.多为大小不一的斑片状或云雾状阴影，边缘模糊。

3.点状或索条状阴影，较大的病灶中心可有小空洞。

4.早期积极治疗2～3个月可明显吸收。

● **增殖性病变**

【病因病理和临床表现】 主要为结核性肉芽组织，典型表现为腺泡结节，由多个结核结节堆积而成。临床症状轻微或无症状。

【诊断要点】

1.多见于上肺，特别是肺尖和锁骨下区。

2.多为梅花瓣形或圆形小结节病灶。

3.病变密度较高，分界清晰，无融合趋势。

4.结节病灶之间常有索条状阴影存在（图2-21）。

5.经较长时间观察可无明显变化。

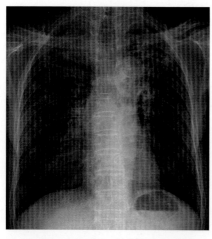

图2-21　两肺上野继发性肺结核（纤维增殖灶为主）

两肺上野多发斑点、小结节、索条状高密度影，大部边缘清晰，毗邻胸膜局部肥厚

● **干酪性病变**

【病因病理和临床表现】 干酪样病变是结核病特有的病理变

化。当大量结核杆菌进入机体和（或）机体抵抗力降低时，将发展成为大叶性干酪性肺炎，整个大叶或肺段呈急性结核性渗出和干酪样坏死，其中有大小不等的无壁空洞。干酪样物质经支气管播散引起小叶性干酪性肺炎，形成多数小叶发生渗出和干酪样坏死。肺组织的大块干酪样坏死而无明显纤维包膜时，形成不规则的团块样干酪样坏死。干酪样病灶被纤维组织包围或为空洞阻塞时浓缩，其直径＜2cm者为纤维干酪样病灶，直径＞2cm者为结核球。

干酪性肺炎的临床症状重，有高热、盗汗、虚脱等严重的结核中毒症状，以及咳嗽、咳脓痰并咯出干酪样物质，痰检大量结核杆菌。团块样干酪样坏死和纤维干酪样病灶可无明显临床症状。

【诊断要点】

1.大叶性干酪性肺炎

（1）肺叶或肺段实变，以上叶多见。

（2）早期密度可均匀，逐渐坏死溶解成虫蚀样空洞。

（3）肺叶体积常缩小。

（4）可有支气管播散病灶。

（5）短期复查无明显变化。

2.小叶性干酪性肺炎

（1）常有大叶性干酪性肺炎和（或）空洞存在。

（2）沿支气管肺段分布，不局限，可广泛分布于一侧或两侧，以下肺多见。

（3）常有大小不一的不规则空洞。

（4）病变发展迅速，但吸收较慢。

3.团块样干酪结核

（1）团块状实变，可位于任何部位。

（2）不规则的圆形或卵圆形。

（3）边缘清晰，但不光整，呈较粗的锯齿状或鼠咬状。

（4）密度不均匀，有不规则的透光区，也可有钙化。

（5）常有播散病灶。

（6）短期观察无变化。

4.结核球

（1）病变好发于上叶尖后段和下叶背段。

（2）单发多见，呈圆形或卵圆形，边缘光清整齐。

（3）常可见斑点、砂粒状钙化，其中也可有大小不一的透光区。

（4）周围常有斑点或结节状卫星病灶。

（5）可有引流支气管。

（6）可长期稳定不变，亦可溶解排空形成空洞。

【鉴别诊断】

1.大叶性干酪性肺炎与大叶性肺炎球菌肺炎相鉴别　后者肺野体积一般不缩小，无其他肺野播散及卫星病灶，短期复查病变有吸收变化，结合其典型临床病史，血白细胞计数增高，可予以鉴别。

2.干酪性肺炎与机化性肺炎相鉴别　后者形态极不规则，肿块边缘常有粗大长毛刺，周围肺野没有播散灶，所在肺叶常因纤维化而收缩等。

3.结核球与周围型肺癌相鉴别　后者无一定好发部位，可有分叶、毛刺、空泡、胸膜凹陷征等恶性表现，周围无卫星病灶，远侧有时可有小的肺不张和肺炎，继续观察病变可逐渐扩大。

● 空洞性病变

【病因病理和临床表现】　结核空洞为干酪样坏死液化排空而成，空洞壁主要由3层病理结构组成：内层为干酪样物质，中层为结核性肉芽组织，外层为纤维组织。

无壁或虫蚀样空洞主要见于急性干酪性肺炎，空洞壁主要由干酪样物质构成。薄壁空洞的洞壁厚度＜3mm，主要由纤维和肉芽组织构成，干酪样物质较少；若以纤维组织为主，则为纤维薄壁空洞。干酪样厚壁空洞的洞壁主要由干酪样物质构成，纤维和肉芽组织较少。纤维厚壁空洞的洞壁＞3mm，主要由纤维组织构成。

结核空洞患者的主要症状为反复咯血和痰抗酸杆菌阳性，存在急性支气管播散时可有急性中毒症状和呼吸道症状。

【诊断要点】

1.好发于上叶尖后段和下叶背段。

2.常无液平面，可有少量液体。

3.有卫星病灶。

4.常可见引流支气管。

5.短期观察可无明显变化。

【鉴别诊断】

1.肺癌空洞

（1）一般为厚壁空洞且厚薄不一。

（2）空洞外缘可有分叶、毛刺等恶性征象。

（3）空洞内缘凹凸不平，壁结节形成。

（4）周围无卫星病灶，其他肺野无播散病灶。

（5）可有胸膜凹陷征。

2.急性肺脓肿空洞

（1）空洞壁厚且较均匀。

（2）空洞外缘模糊，有较广泛的炎性浸润。

（3）空洞内缘毛糙不整或光整。

（4）典型气－液平面形成。

（5）周围无卫星病灶。

（6）抗感染治疗后，可在短期内吸收缩小。

3.慢性肺脓肿空洞

（1）空洞常呈多房或分隔。

（2）空洞形态不整，部分边缘显示不清。

（3）空洞壁常较薄，但部分可因炎性浸润而边缘模糊。

（4）病变可跨过叶间裂。

（5）周围一般无卫星病灶。

（四）慢性纤维空洞性肺结核

【病因病理和临床表现】 慢性纤维空洞性肺结核是各型肺结核经久不愈、反复恶化的结果。多为一个或数个纤维厚壁空洞及周围肺组织大量纤维增生，同时有支气管扩张、胸膜增厚、支气管播散、肺气肿等继发征象。主要症状为慢性咳嗽、咳痰、咯血和呼吸功能不全，痰结核菌试验阳性。

【诊断要点】

1.常发生于一侧或两上肺。

2.有一个或数个纤维厚壁空洞。

3.肺组织显著收缩（图2-22），空洞周围纤维增生。

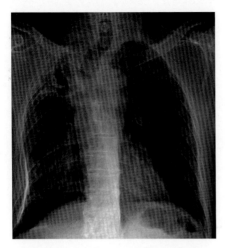

图2-22　慢性纤维空洞性肺结核

两肺上野多发斑点、小结节条索状高密度影，以右肺上野为著，局部空洞形成，相应肺体积缩小，右侧胸膜牵拉肥厚、钙化，右肺门上提，心影狭长

4.邻近胸膜显著增厚并常与空洞壁外缘相连。

5.新老不一播散病灶。

6.可有肺门上提，肺纹理呈垂柳状，肋间隙变窄，纵隔移位等征象。

7.常继发支气管扩张、肺气肿、肺源性心脏病等表现。

（五）特殊类型的肺结核

● 肺底结核

【病因病理和临床表现】　肺底结核是指发生于一侧或两侧下叶基底段的肺结核。其空洞和支气管内膜结核的发生率远高于上肺结核。大多起病急，有畏寒、发热、盗汗等急性中毒症状，同时有咳嗽、咳痰、咯血等症状。痰结核菌试验多阳性。

【诊断要点】

1.病变发生于一侧或两肺下叶。

2.沿支气管分布的小叶实变，边缘多模糊，可融合成云絮状或大片浸润状。

3.常见小结节性增殖病灶和纤维灶。

4.多有空洞，下叶背段好发，容易漏诊。

5.可有播散病灶。

6.可有肺不张和胸腔积液存在。

● 支气管内膜结核

【病因病理和临床表现】　本病常为肺结核的并发症，但亦可单独存在。其病理变化为支气管黏膜充血、水肿、肉芽组织增生和溃疡形成、瘢痕增生，内支气管可狭窄和扩张。主要症状有顽固性刺激性咳嗽、哮喘、咳黏痰或咯血等。痰结核菌试验大多阳性。

【诊断要点】 X线平片诊断本病有一定困难，有下列表现者需怀疑本病的存在，应查痰，以及应用CT或纤维支气管镜证实。

1.痰结核菌试验阳性而肺内无病灶。

2.突然出现较广泛的支气管播散病灶。

3.突然出现肺不张、局限性肺气肿，或突然消失。

4.张力性空洞及空洞内有液平面。

5.空洞突然出现或突然消失，空洞消失或缩小后又突然出现或扩大。

6.反复出现支气管播散。

【特别提示】 少数肺结核的X线表现缺乏特征性，且X线难以显示3～5mm以下较淡薄的渗出性病变。急性粟粒型肺结核及部分支气管内膜结核病例X线片可无异常发现，应密切结合临床及相关实验室检查，并随访观察或进一步CT检查。

五、肺部其他感染

（一）肺曲菌病

【病因病理和临床表现】 肺曲菌病为肺部最常见的真菌病，主要是因吸入曲菌孢子而发病，是一种机遇性感染，多为继发性。曲菌最常寄生于肺部原有的空洞或空腔中，菌丝、纤维黏液和细胞残渣在腔内结成一体，形成曲菌球，也可在肺内播散引起支气管炎、肺炎或球形病灶，坏死咯出后形成空洞。

临床表现多样，与吸入曲菌量多少及机体对曲菌发生的变态反应程度有关。主要症状为咯血、咳嗽、咳痰，痰中带血，其次为低热、胸痛、盗汗、气急和消瘦等。

【诊断要点】

1.曲菌球表现为肺部空洞或空腔内类圆形软组织影，与腔壁之间有空隙，形成"空气半月征"，在腔中可呈游离状态，如改变体位则其位置可改变。

2.一侧或两侧肺野斑片状模糊阴影，呈支气管肺炎状，也可呈大片状浸润影，有时与血源性肺脓肿表现类似。

3.表现为条柱状致密影，形成"指套征""黏液嵌塞征""葡萄串征"等改变。

4.多发薄壁空洞,为球形病灶坏死的结果。

【鉴别诊断】 根据典型的影像学表现,本病诊断不难,但类似病变如肺结核空洞、肺癌空洞及肺脓肿等需要鉴别,根据各自空洞特点进行区别。

【特别提示】 影像学诊断多为排他性:主要是排除肿瘤、非特异性细菌感染、结核、病毒、肺梗死等病变。曲菌球难以识别时,应改变体位检查,可以看到该球随体位改变而变动。

(二)卡氏肺孢子虫病

【病因病理和临床表现】 卡氏肺孢子虫病是由卡氏肺孢子虫机遇性感染引起的肺间质性炎症,间质内淋巴细胞和浆细胞浸润,肺泡间隔增厚,病情长期反复导致间质性纤维化。好发于艾滋病、器官移植后免疫抑制剂应用及肿瘤放化疗等各种原因导致免疫功能下降的患者。患者常合并其他机会性感染,如结核、真菌、革兰氏阴性杆菌和肺炎链球菌等,中性粒细胞升高。确诊需要从肺组织、痰或支气管肺泡灌洗液中检出孢子菌的包囊或滋养体。临床表现主要为进行性呼吸困难、咳嗽无痰、发热等,进展快,通常持续几天至几周。

【诊断要点】

1.两肺弥漫性细颗粒状、结节、网状及磨玻璃阴影,后期可表现为融合性肺实质浸润(图2-23)。

2.间质性改变早期以肺门周围为主,继而整个肺野浑浊,呈磨玻璃样改变,透亮度下降。

3.病变可见灶性肺气肿和肺不张,可见支气管充气征。

4.患者可有胸膜改变,常不伴肺门及纵隔淋巴结肿大和胸腔积液。

5.少数患者可表现为单侧大片或整叶肺浸润。

【鉴别诊断】

1.巨细胞病毒(CMV)肺炎　分布以肺野外带为主,主要累及间质,病变融合趋势不明显,可出现气腔样实变,活组织检查找到巨细胞及包涵体具有诊断意义。

2.结核　常有结核中毒症状,影像学表现为肺部出现结节、纤维化及钙化等多种病灶性质,痰结核菌培养阳性。

3.肺真菌感染 艾滋病患者肺部真菌感染以隐球菌和曲菌多见，常侵入肺组织、血管，引起肺组织化脓感染、空洞并伴有真菌球形成。

4.化脓性细菌感染 艾滋病合并，以革兰氏阴性杆菌多见，常表现为单侧肺段、肺叶实变或坏死，可合并空洞和胸腔积液；临床常有发热、白细胞计数升高，抗感染治疗有效。

【特别提示】 胸部X线片重叠较多，分辨率有限，一些细微间质病变有赖于HRCT的检查。卡氏肺孢子虫病确诊有赖于病原

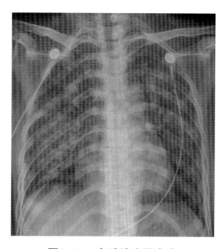

图2-23 卡氏肺孢子虫病
两肺弥漫性斑片、网状及磨玻璃阴影，部分融合不清

学诊断，但其基础疾病及并发症多，容易合并其他病原体感染，预后较差，诊断以在肺泡灌洗物或活检标本中检出虫体为依据。

（三）肺棘球蚴病

【病因病理和临床表现】 肺棘球蚴病又称肺包虫病，是犬绦虫蚴寄生在肺内所致的包虫囊肿，有疫区接触及居住史。囊肿破裂后在痰或胸腔积液内可见包虫毛钩或头节。Casoni皮内试验和补体结合试验阳性。最常见的症状是胸痛、咳嗽和咳痰，其次为咯血和发热。

【诊断要点】

1.囊肿的一般表现

（1）圆形或卵圆形，少数可呈分叶状。

（2）一般为单发，少数可多发，边缘光滑，密度均匀。

（3）大小1～10cm不等，少数囊壁环形钙化。

（4）深呼吸时囊肿形态、大小可有改变。

（5）随访观察可逐渐增大。

2.囊肿破裂后的表现

（1）囊内出现液平面，形成液气囊肿。

（2）"水上浮莲征"，内囊陷落浮于其上。

（3）"新月征"，即内生囊肿和纤维外囊之间一很细的弧形含气影。

（4）可继发感染、胸腔积液或液气胸。

【鉴别诊断】　肺棘球蚴病为囊性病变，边缘光整，表现无特征，难与其他肺囊性病变相鉴别；但囊肿破裂后表现较具有特征，常可提示诊断。

【特别提示】　患者有牧区居住和与家畜接触史，胸片显示孤立性的边缘光滑、密度均匀的球形病灶，出现"半月征"或"水上浮莲征"提示囊肿破裂。另外，包虫皮试与补体结合试验阳性，也可作为本病诊断的重要依据。

六、肺肿瘤和肿瘤样病变

（一）错构瘤

【病因病理和临床表现】　错构瘤是肺内肿瘤样病变，非真性肿瘤，由内胚层与间胚层发育异常所致，以 40 ～ 60 岁多见。病理主要成分是软骨，其间含有平滑肌、脂肪组织、纤维结缔组织、骨组织和上皮组织等。错构瘤分为外周型和支气管腔内型，以外周型多见，多无明显临床症状，腔内型可引起支气管阻塞症状。

【诊断要点】

1.周围型多见，肺内孤立性结节或肿块。

2.多数＜3cm，偶尔可达10cm以上。

3.圆形或卵圆形，边缘光滑锐利，可有轻度分叶。

4.约 1/3 有钙化或骨化，典型者"爆米花"样钙化，无钙化者密度均匀一致。

5.少数肿瘤中心密度较低，可能为脂肪组织。

6.生长缓慢，恶变极少。

【鉴别诊断】　周围型肺癌：边缘不规则，可见细短毛刺，分叶，有胸膜凹陷，钙化不常见，"爆米花"样钙化更罕见，而且通常合并有纵隔和（或）肺门淋巴结肿大，CT增强扫描及穿刺活检有助于鉴别诊断。

【特别提示】　错构瘤典型表现为脂肪密度及"爆米花"样钙化，肿瘤较大或生长较快者不易与肺癌相鉴别，HRCT因分辨率高，扫描层薄，对脂肪密度的判断有很大帮助。

（二）肺炎性假瘤

【病因病理和临床表现】 肺炎性假瘤本质为增生性炎症，是肺内某些非特异性慢性炎症和慢性炎症的结局所致的肿瘤样病变。组织学特征为多种细胞成分组成的肉芽肿，包括组织细胞瘤型、硬化性血管瘤型、浆细胞肉芽肿型、假性淋巴瘤型及肺泡上皮增生型。肺炎性假瘤可见于各种年龄，以20～50岁多见。部分病例无任何症状，少数有胸痛、咳嗽和咯血等。

【诊断要点】

1. 多为肺内孤立球形、不规则形病变，少数可多发。
2. 多位于肺内表浅部位，下肺多于上肺。
3. 瘤体大小不一，直径多小于5cm，大多密度较高。
4. 边缘光滑锐利，少数边缘模糊。
5. 位于肺周边者，邻近胸膜可见局限性粘连增厚。
6. 少数可出现空洞、囊性化或钙化。
7. 瘤体增长缓慢，少部分生长较快。

【鉴别诊断】 炎性假瘤需与结核球、周围性肺癌及球形肺炎相鉴别，鉴别困难时，需行增强CT及活检予以明确。

【特别提示】 注意炎性假瘤、机化性肺炎及慢性肺炎的区别。炎性假瘤是肉眼观察呈肿瘤样的增生性炎症，是慢性炎症的一种特殊大体形态；机化性肺炎是一种炎症的转归；慢性肺炎是根据临床病史的长短来划分的，以增生变化为主。

（三）肺癌

【病因病理和临床表现】 肺癌依肿瘤发生的部位可分为中央型肺癌（位于肺段以上支气管）和周围型肺癌（位于肺段以远支气管）。中央型肺癌以鳞癌多见，周围型肺癌以腺癌多见，小细胞肺癌归类为神经内分泌肿瘤。中央型肺癌的生长方式：管内型、管壁型、管外型。肺癌转移方式有淋巴转移、血行转移、直接侵犯、气道转移。

肺癌临床表现主要有咳嗽、痰中带血、胸痛、胸闷气急、发热、消瘦、贫血等，以及部分肺外症状，如喉返神经受累出现声嘶，膈神经受累出现膈肌麻痹和气急，上腔静脉受累出现上胸壁静脉怒张、颈面部水肿和发绀，以及口唇发绀，颈交感神经受累可引起霍纳（Horner）综合征。

【诊断要点】

1.中央型肺癌

（1）局限性肺气肿：为早期表现，过程较短。X线表现为某一肺叶透亮度增高，以呼气相明显。

（2）阻塞性肺炎：主要由肺叶、段支气管阻塞引起，X线表现为局限性斑片状模糊阴影或肺叶、肺段实变阴影。抗感染治疗后阴影不易吸收，或吸收后短期复发。病变肺叶、肺段体积常缩小，近端有时可见肿块阴影。

（3）肺不张：由支气管完全阻塞所致，多在阻塞性炎症基础上出现，不张的近端常可见肿块阴影或密度增高影。

（4）肺门肿块：管内型肿瘤表现为向腔内凸出的软组织阴影，多为边缘不规则的菜花状（图2-24）。管壁型肿瘤表现为管壁局限性不规则增厚及偏心或环形的管腔狭窄，或鼠尾状、漏斗

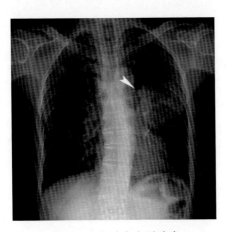

图2-24   左肺中央型肺癌

左肺门增大伴不规则肿块（白箭）形成，周围阻塞性炎症

状、水平截断状或杯口状阻塞，管壁增厚和以阻塞部位为中心的软组织肿块。若正侧位X线平片均无异常需警惕隐匿性肺癌。

2.周围型肺癌

（1）肿瘤形态：圆形、卵圆形或不规则形，绝大多数呈分叶状。

（2）边缘表现：①毛刷状边缘，边缘细而短的须状阴影如毛刷状；②毛糙现象（图2-25），表现为肺癌边缘基本清楚，但略见模糊，为1～3mm范围，无毛刷阴影；③远侧边缘模糊，周围型肺癌可引起小支气管阻塞，产生肺炎和肺不张而引起远侧边缘模糊；④"脐孔征"，癌肿的肺门方向局部凹入，为出入肿块的血管区；⑤少部分边缘可较光整。

（3）内部结构：①"空泡征"，肿块内部有多发细小的密度减低区，

多见于3cm以下的肺癌；②"结节征"，肿瘤内部结节状堆聚影；③极少有钙化，但可有空洞形成。

（4）胸膜凹陷征："兔耳征"表现为边缘光滑而弧形内凹的喇叭形密度增高影，尖端指向肿块，底与胸壁相连；"胸膜尾征"表现为边缘平直的线状影。少数肺癌邻近的胸膜可表现为不规则增厚。

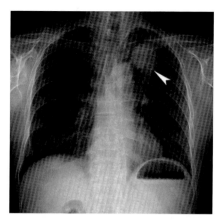

图2-25　左肺上野周围型肺癌

左肺上野孤立性肿块（白箭），边缘分叶，毛刷状边缘，内部密度不均匀，毗邻胸膜牵拉肥厚

（5）癌性空洞：为癌组织缺血性坏死排空而成。多数空洞壁厚薄不一，内缘凹凸不平，有结节状突起。无感染者空洞内无液平面。空洞周围无卫星病灶，但其远侧有时可有片状模糊阴影。动态随访观察空洞多扩大或洞壁变厚，洞内结节影增多、增大。

3. 不同组织类型肺癌的X线特点

（1）鳞癌

1）50岁以上男性多见，多有吸烟史。

2）中央型多见，常环绕支气管壁生长，引起支气管的狭窄和阻塞。

3）常在肺门形成巨大肿块，侵犯周围毗邻结构。

4）常见坏死，形成癌性空洞。

5）转移较晚，常直接侵犯胸膜或破坏肋骨。

（2）腺癌

1）多见于中青年女性，周围型多见。

2）外缘常有明显的毛刷和毛糙现象，常有胸膜凹陷征。

3）可有"空泡征"，空洞较少见。

4）容易早期出现血行转移和淋巴转移。

5）弥漫浸润型腺癌：表现为两肺多发结节或斑片影、肺叶段的实变影，部分可见"支气管充气征""枯树枝征""支气管截断征"、网状结节影，密度较低且不均匀，生长较慢，边缘可模糊可清楚。

（3）小细胞癌

1）多见于中老年人，男性吸烟患者多见，大多为中央型。

2）冰冻纵隔：早期发生淋巴结转移形成巨大肺门和纵隔肿块及肺不张。

3）空洞少见，阻塞性肺炎、肺不张较少见。

4）周围型者边缘较光整，常无明显毛刷、毛糙现象。

（4）大细胞未分化癌

1）周围型多见，常形成肺内巨大肿块。

2）密度较高而均匀，可形成空洞。

3）边缘常清楚或光整，没有胸膜凹陷征。

4）生长快，早期即可发生转移。

（5）肺上沟癌

1）发生于肺尖，右侧较多见，90%以上为鳞癌。

2）早期不形成明显肿块，X 级容易漏诊，"反 S 征"。

3）早期容易侵犯胸膜及破坏周围骨质，出现剧烈胸痛。

4）易侵犯臂丛神经和颈交感神经，出现 Homer 综合征。

【鉴别诊断】

1.炎性支气管狭窄和阻塞

（1）狭窄范围较长，可有狭窄和扩张交替存在。

（2）阻塞端少见杯口状、漏斗状和截断征。

（3）管壁增厚主要引起内径的狭窄，外径多正常。

（4）无腔外肿块。

2.中央型肺癌引起的肺不张应与结核引起的肺不张相鉴别：结核性肺不张无肺门肿块，内有含气支气管像，支气管通畅，并常见支气管扩张，有钙化，周围有卫星灶，结合痰菌培养及气管镜检查可予以鉴别。

3.周围性肺癌需与结核球、错构瘤等相鉴别：结核球、错构瘤边缘均光滑清楚，可有浅分叶，结核球钙化多为点状、斑片状钙化，周围有卫星灶，错构瘤含有典型爆米花样钙化及脂肪成分，鉴别困难时需及时行 CT 检查。

4.弥漫型肺癌与肺炎相鉴别：内部支气管形态多不规则甚至中断，病变经抗感染治疗不吸收，有淋巴结肿大等表现。

【特别提示】 肺癌出现典型X线表现诊断不难，鉴别困难时需结合相应的临床病史，并进一步行CT检查予以明确，有怀疑者应及时行气管镜检查或穿刺活检予以明确，必要时行PET/CT检查进行全身评估。隐匿性肺癌X线诊断困难。

（四）肺转移瘤

【病因病理和临床表现】 肺转移途径主要有血行转移、淋巴道转移和肿瘤直接侵犯，以血行转移多见。血行转移：瘤栓到达肺小动脉及毛细血管后，浸润并穿过血管壁，在肺周围间质及肺泡内生长，形成肺转移瘤。淋巴道转移：肿瘤细胞穿过血管壁侵入周围淋巴管，形成多发的小结节病灶，常发生于支气管血管束周围、小叶间隔及胸膜下间质，并通过淋巴管在肺内播散。

临床上大多数患者有原发肿瘤的症状。广泛大量的肺转移可有气急、咳嗽等症状，咯血并不常见。转移至胸膜可有胸痛，大量胸腔积液者可有呼吸困难。原发瘤和转移瘤很小者可无症状。

【诊断要点】

1.血行转移

（1）典型表现：多发大小不一的球状阴影，边缘光滑，密度均匀（图2-26）。

（2）两肺广泛弥漫的粟粒状阴影，大小不一致，边界较模糊。原发灶多见于甲状腺癌、肝癌、胰腺癌等。

（3）单个较大的结节肿块状影，边缘光整，呈分叶状。原发灶多见于肾癌、结肠癌等。

（4）可形成空洞，以厚壁为多，也可为薄壁。

（5）骨肉瘤或软骨肉瘤的转移可见钙化或骨化。

2.淋巴道转移

（1）纵隔和（或）肺门淋巴

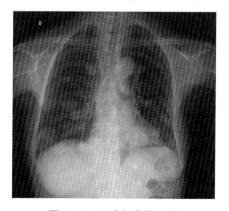

图2-26 两肺多发转移瘤
两肺野内多发大小不等类圆形结节及团块，边缘光滑，密度均匀

结增大。

（2）在肺纹理增粗和网状阴影的基础上可见细小结节影。

（3）常可见间隔线，以Kerley B线为多。

（4）胸腔积液的出现，是提示癌性淋巴管炎的重要征象。

3.血行和淋巴转移同时存在时，上述两种影像并存。

【鉴别诊断】

1.孤立性转移需同肺癌、肺良性肿瘤或肿瘤样病变相鉴别，主要依靠病史和短期复查，必要时活检。

2.急性血行播散型肺结核：大小、密度、分布"三均匀"，而转移多无规律分布、大小不一。

3.多发转移需与胶原病、曲菌病、结节病、肺尘埃沉着病等相鉴别。

【特别提示】　转移瘤可出现空洞、钙化、胸膜凹陷等征象，个别单发瘤灶与原发性肺癌不易鉴别。肺内转移瘤大小、数量变化较快，胸膜下小结节转移灶有时胸部X线平片不易发现，应及时行CT检查。早期胸椎转移常需MRI检查。

七、肺放射性损伤

【病因病理和临床表现】　肺的放射性损伤是肺受射线照射后的损伤性改变，多为胸部恶性肿瘤放射治疗后的并发症。其主要病理改变是物理刺激引起的非化脓性炎症，早期为急性反应期，以渗出病变为主，晚期主要为纤维化表现。主要症状有干咳、低热、气促等，病变进展时有呼吸困难，并进行性加剧，甚至出现肺源性心脏病。

【诊断要点】

1.急性反应期

（1）发生于放疗后。

（2）病变范围不与肺叶、肺段一致，多与放射野一致。

（3）病变区肺纹理增粗、模糊，可见间质网状阴影，或呈斑片状及实变影。

（4）停止照射或激素治疗后，病情可稳定或逐渐吸收。

2.纤维化期

（1）呈网状或纤维索条状，后融合成大块的致密影，大小可与放疗野一致，边缘有尖刺状突起。

（2）后期病变范围缩小，纤维化收缩，边缘变锐利。

（3）邻近结构向病变区移位，可继发支气管扩张及肺气肿。

【鉴别诊断】 结合临床肿瘤放射治疗史不难与其他疾病相鉴别。

【特别提示】 放射性损伤范围与照射野一致，较均匀，后期病变趋向稳定或缩小。若停止放射治疗后，肿瘤进行性增大，提示肿瘤恶化。

八、结节病

【病因病理和临床表现】 结节病是一种多系统受累的疾病，病理特征是非干酪性肉芽肿性炎症，进展缓慢，最常侵犯肺门和纵隔淋巴结，90%以上的患者具有肺部表现，肺内的病灶主要集中于气道黏膜、血管周围、小叶间隔和胸膜间质内。随着病程的发展，肉芽肿可以消散或为纤维组织所替代，形成不同程度纤维化。

结节病肺部影像改变明显，临床症状轻微，好发于20～40岁女性，常见症状包括非刺激性咳嗽、气短、胸痛等，少数有皮肤结节或红斑、关节疼痛、外周淋巴结肿大等，部分患者没有症状。晚期当发展为广泛纤维化时可出现呼吸困难、发绀等。

【诊断要点】

1.淋巴结对称性肿大，以肺门为主，境界清楚，无周围浸润，钙化少见，可单独或与肺内病变同时存在。

2.淋巴结肿大常常先于肺部病变出现，多于1～2年自行缩小消退，用激素治疗可在短期内迅速缩小。

3.两肺弥漫网织结节阴影，结节大小不等，弥漫的粟粒结节与纤细的索条或网状影同时存在。

4.肺炎状大片融合或团块状影较少见。

5.广泛肺纤维化，以两上肺为多，常合并肺气肿、胸膜肥厚。

【鉴别诊断】

1.淋巴瘤 淋巴结肿大多位于中纵隔、上纵隔，可融合，淋巴结呈进行性增大，不会自行缩小，全身症状一般较重，对放射治疗或化学治疗敏感。

2.结核 肺结核同样具有复杂而多变的影像学表现，有时鉴别困难。

3.癌性淋巴管炎   串珠状或结节状间隔增厚，有原发肿瘤病史。

【特别提示】 结节病临床表现、影像学表现均不典型，容易误诊，在胸部淋巴结肿大、肺部广泛性病变及纤维性病变可混合存在，病变可自行吸收不留痕迹或形成纤维性病灶，与其他类型的肉芽肿性疾病如结核等鉴别困难时，需活检病理明确。

九、特发性肺间质纤维化

【病因病理和临床表现】 本病为原因不明的弥漫性纤维性肺泡炎，通常隐匿性发病，大多为慢性。病理改变：正常肺组织间呈不同程度的间质炎症与纤维化，新旧病变同时存在，炎症主要由淋巴细胞、浆细胞构成，肉芽肿少见，病变侵犯肺泡壁、肺泡腔，进而可发展为弥漫性肺间质纤维化。

特发性肺间质纤维化多见于40～60岁，典型症状为进行性呼吸困难和干咳，症状与肺纤维化程度密切相关。肺部听诊可闻及肺底吸气相爆裂音，可有杵状指、肺动脉高压和肺源性心脏病。

【诊断要点】

1.早期主要是两肺中下野广泛的细小网状阴影。

2.两肺粗乱的网状或网织结节影，周围蜂窝状透亮影。

3.肺体积缩小，透明度降低，肺气肿。

4.胸膜增厚和粘连。

5.后期可有肺动脉高压和肺源性心脏病表现。

【鉴别诊断】 主要同其他间质性肺炎（如非特异性间质性肺炎、隐源性机化性肺炎、类风湿关节炎）等相鉴别。

【特别提示】 特发性肺间质纤维化的肺部X线表现没有特征性，但病变的分布主要在两肺下部的外围区，通常没有淋巴结肿大或胸腔积液，需与临床资料和实验室检查密切结合，排除其他常见的肺部间质纤维性病变后才考虑本病。其对甾体类激素治疗不敏感，预后差。

十、胸膜肿瘤

【病因病理和临床表现】 良性胸膜肿瘤有纤维瘤、血管瘤、脂肪瘤等，极少见。一般无症状，较大者可产生压迫症状。

原发恶性胸膜肿瘤以间皮瘤最为常见，分局限型和弥漫型，多有石棉接触史。继发恶性胸膜肿瘤即胸膜转移性肿瘤（图2-27），常见于肺癌、乳腺癌和胃肠道肿瘤者，多合并血性胸腔积液，临床表现为胸痛及进行性呼吸困难。

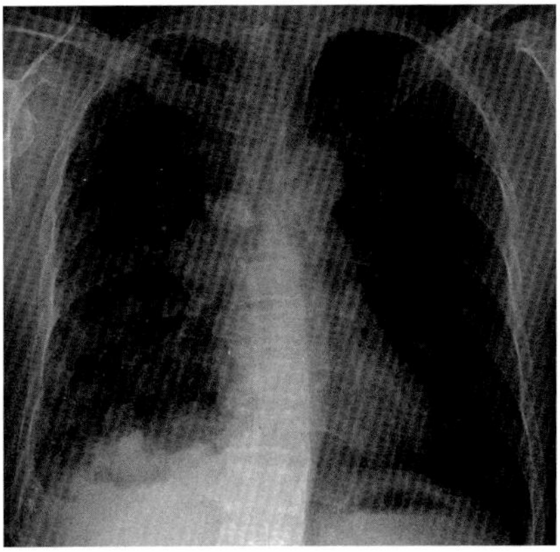

图2-27 右侧胸膜转移
右侧胸膜广泛增厚，呈多发结节状改变，右侧少量胸腔积液

【诊断要点】

1.良性肿瘤多表现为结节状肿块，带蒂，可随呼吸移动，轮廓光滑整齐，亦可附着在胸壁呈宽基底软组织块影。

2.恶性肿瘤常表现为广泛性胸膜增厚，可呈分叶状大片软组织阴影，毗邻骨骼可侵犯破坏。

3.纵隔阴影增宽表示纵隔胸膜受侵，横膈轮廓亦不清。

4.胸腔积液持久不退，可反复发作，出现类似"冰冻纵隔"改变。

5.部分病例可出现肺性骨关节病表现。

【鉴别诊断】

1.局限型间皮瘤主要应与肺癌相鉴别：肺癌从各不同体位观察均位于肺实质内，略呈不规则分叶状，可结合CT检查进行鉴别。

2.肺内多发结节与胸腔积液并存一般提示为转移性肿瘤。

【特别提示】 观察胸膜增厚程度、胸膜结节和肿块的常用方法是CT检查，X线检查特异性不高。胸腔积液中寻找脱落细胞及胸膜穿刺活检是诊断的重要依据。影像学动态观察有助于诊断。

十一、纵隔非肿瘤性病变

（一）纵隔炎症

【病因病理和临床表现】 纵隔炎症急性者多因食管、气管破裂或外伤，致纵隔直接受到感染，或由邻近组织感染蔓延，也可为远处及全身感染引起。慢性者少见。

急性者表现为胸骨后剧烈疼痛、皮下气肿、瘘管形成及压迫症状，如吞咽困难、窒息感、上腔静脉阻塞及神经受压症状等，甚至可出现全身中毒症状。慢性纵隔炎常无明显症状。

【诊断要点】

1. X线正位片可见纵隔向两侧增宽，轮廓模糊。

2. X线侧位片可见胸骨后区及心后间隙模糊，主动脉弓与气管影模糊不清。

3. 合并上腔静脉阻塞时，右上纵隔影增宽更显著。

4. 脓肿与气管或食管相通时可出现液平面。

5. 可形成肺脓肿或脓胸，可并发气胸、液气胸或皮下气肿。

6. 慢性期可出现钙化。

【鉴别诊断】　急性纵隔炎多有典型的临床病史，慢性纵隔炎需与纵隔肿瘤相鉴别，其炎症范围不局限且缺乏肿瘤特点可予以鉴别，必要时行CT检查明确。

【特别提示】　纵隔炎症容易波及毗邻脏器及血管结构，X线表现有时因重叠伪影显示不佳，容易遗漏病情，应密切结合临床病史，并积极治疗后复查预防并发症出现。

（二）纵隔气肿

【病因病理和临床表现】　纵隔气肿多由外伤、手术等原因所致，包括气管或食管破裂、胸腔与纵隔区穿通伤，气管切开、甲状腺切除及胸部手术后空气进入纵隔等，少部分由于肺泡破裂形成自发性纵隔气肿以及气腹、腹膜后间隙气体进入纵隔。

临床表现可有突然胸骨后疼痛，并因呼吸或吞咽而加重。疼痛可放射至肩部及两臂。纵隔内气体可蔓延至颈部、颜面、上肢及胸壁导致皮下气肿。

【诊断要点】

1. 纵隔器官之间有细条状气体阴影（图2-28）。

2. 大量纵隔气肿者，X线正位片纵隔胸膜可向两侧移位，X线侧位片可见前纵隔大量气体将心脏向后推移，胸腺显示良好并向上移位。侧位显示纵隔气肿较正位明显。

3. 胸膜外气征，即气体聚集在壁胸膜与横膈之间，可被误为气腹。

【特别提示】 纵隔气肿X线检查显示比较直观，结合临床病史较易诊断，但少量积气有时可能漏诊，因此怀疑纵隔气肿者，应尽可能行CT检查予以明确。

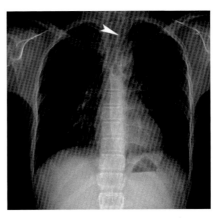

图2-28 左上纵隔气肿
左中上纵隔细条状气体密度影（白箭）

十二、纵隔肿瘤性病变

纵隔肿瘤的性质与发生部位有密切联系。前纵隔自上而下多见胸内甲状腺、胸腺瘤、生殖细胞肿瘤（主要为畸胎类肿瘤）、心包囊肿、脂肪瘤等，以胸腺瘤最为常见；中纵隔多见淋巴瘤、转移瘤、支气管囊肿等；后纵隔多见神经源性肿瘤。纵隔肿瘤的临床表现依肿瘤大小、部位及良恶性的不同而异。

（一）胸内甲状腺肿

【病因病理和临床表现】 胸内甲状腺肿包括胸骨后甲状腺肿及先天性迷走甲状腺。多沿胸骨后伸入上纵隔位于气管前方，极少数可伸入后纵隔。肿块多数是甲状腺肿、囊肿或腺瘤，恶性者少见。绝大多数无自觉症状，可产生气管、食管、喉返神经等压迫症状。

【诊断要点】
1.多位于前上纵隔偏一侧，较大者也可凸向两侧，肿块位置较高且与颈部阴影相连，气管常受压移位甚至变形。
2.病变常呈椭圆形，可略带分叶状，常伴有钙化。
3.肿块可随吞咽动作而上下移动。

【鉴别诊断】 主要同胸腺瘤、畸胎瘤等相鉴别，二者多位于前纵隔中部，特别是心脏大血管交界区之前，不随吞咽动作而上下移动，可行CT增强检查予以明确。

（二）胸腺瘤

【病因病理和临床表现】 胸腺瘤是纵隔最常见肿瘤，多位于前纵隔，成年人多见。病理分型包括A型、AB型、B型和C型。10%～15%的胸腺瘤是恶性的，也可以完全呈囊性，称为胸腺囊肿。

恶性胸腺瘤可向邻近结构侵犯，如胸膜、心包受累，亦可发生种植转移。良性胸腺瘤常无自觉症状，恶性者浸润邻近组织与器官而出现相应的症状，少数可出现肺或远处转移。

胸腺瘤的患者常常伴有重症肌无力，约15%重症肌无力患者合并有胸腺瘤。

【诊断要点】

1.多位于前纵隔，小的胸腺瘤多位于中线一侧，大的胸腺瘤可向两侧突出。

2.肿瘤呈圆形或椭圆形，轮廓光整，也可模糊与周围粘连。

3.少数呈梭形或扁平形，位于大血管或心包的前方，X线正位片极易被漏诊。

4.可伴不定形钙化。

【鉴别诊断】

1.胸腺增生　多见于儿童，其正常形态仍然存在。

2.畸胎瘤　发病年龄较胸腺瘤轻，密度不均匀，典型特征为内部脂肪、骨化、钙化。

3.淋巴瘤　肿大淋巴结可伴融合，常两侧生长，伴有肺门淋巴结肿大。

（三）畸胎类肿瘤

【病因病理和临床表现】　包括囊性畸胎瘤（皮样囊肿）与实性畸胎瘤（畸胎瘤）。

囊性畸胎瘤起源于外、中胚层，可为单房性或多房性。实性畸胎瘤起源于外、内、中三个胚层，常有大小不等的囊性区域。囊性畸胎瘤多为良性，囊壁为纤维组织，易钙化，囊内含皮脂样液体；实质畸胎瘤恶变概率较大，组织结构包含脂肪、毛发、骨与软骨、齿、肌肉等。

肿瘤较小时患者多无自觉症状，较大者对邻近组织与器官产生压迫症状，部分可咯出毛发或豆渣样物。

【诊断要点】

1.多位于前纵隔中部，较大的肿瘤可突向中后纵隔，甚至胸腔。

2.呈圆形或椭圆形，多房性者轮廓可呈波浪状，边缘光滑，若因炎性粘连则可伴有胸膜增厚。

3.囊壁可出现蛋壳样钙化。

4.畸胎瘤密度不均匀，可显示骨或牙齿时得以确诊。

【鉴别诊断】　需与胸腺瘤、淋巴瘤相鉴别。

（四）淋巴瘤

【病因病理和临床表现】　淋巴瘤起源于淋巴结或结外淋巴组织，可单独在胸内发生，亦可为全身淋巴瘤的胸内表现。病理分为霍奇金病和非霍奇金淋巴瘤，前者侵犯纵隔更多见。好发于青少年、老年人，病程短，进展快，常有发热及全身表浅淋巴结肿大，常伴肝脾大。纵隔肿大淋巴结可压迫气管或上腔静脉并出现相应症状，少数临床症状不明显。

【诊断要点】

1.气管旁及肺门淋巴结肿大，可融合呈分叶状，密度均匀，轮廓清晰（图2-29）。

2.肺内浸润病变形态多样，表现为网线状、网状小结节影与Kerley B线，浸润实变时可见支气管充气征，可有空洞形成。

3.累及心包、胸膜时，可出现心包积液、胸腔积液。

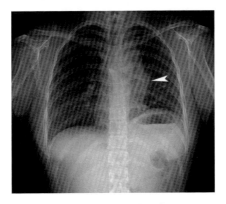

图2-29　纵隔淋巴瘤

左肺门结构不清，左肺门、左中上纵隔多发淋巴结肿大
融合不清（白箭），密度均匀，轮廓尚清，两肺野内无明显
异常密度影

4.可有肋骨、胸骨、胸椎破坏伴软组织肿块影。

【鉴别诊断】

1.淋巴结结核　多为一侧性，可有干酪样坏死，肺内多伴有结核感染灶。

2.转移瘤　多有原发灶，同时引流情况与原发病灶对应，多见于老年。

3.胸腺瘤　单侧病变，多无肺门或其他部位淋巴结肿大。

4.结节病　结节病临床表现轻微，且可以自愈，淋巴结肿大具有对称性且以肺门为主。

（五）神经源性肿瘤

【病因病理和临床表现】　纵隔神经源性肿瘤起源于周围神经、交感神经或副交感神经。多为良性，包括神经鞘瘤、神经纤维瘤、神经节细胞瘤；恶性者少见，如恶性神经鞘瘤、神经母细胞瘤等。神经纤维瘤可单发，也可多发成为神经纤维瘤病。临床一般无自觉症状，神经压迫症状为常见临床表现，如咳嗽、气急、肋间神经痛等。若来自副交感神经节如嗜铬细胞瘤，则出现阵发性高血压。神经纤维瘤病可造成脊柱畸形。

【诊断要点】

1.好发于后纵隔椎体旁。

2.多呈圆形或椭圆形，轮廓光滑整齐，部分呈哑铃状，神经节细胞瘤可呈扁平三角形。

3.毗邻骨骼压迫侵蚀，椎间孔可以扩大。

4.少数可有斑点状钙化。

【鉴别诊断】

1.椎旁结核脓肿　多为梭形，中心为液化区，结合临床及肺部体征不难鉴别。

2.脊柱转移性肿瘤　有原发灶，以骨质破坏为主，软组织改变相对较轻。

（六）纵隔囊肿

【病因病理和临床表现】　纵隔囊肿包括纵隔支气管囊肿、食管囊肿、淋巴管瘤、心包囊肿等。支气管源性囊肿壁有呼吸道上皮结构，极少与支气管腔相通，其密度与其内容物的性质密切相关，可合并感染或出血。食管囊肿壁有消化道上皮结构（黏膜层、黏膜下层和肌层），小儿多见，可出现溃疡穿孔甚至食管瘘，继发肺部感染及胸膜炎。淋巴管瘤为先天性淋巴系统畸形，可为单房、多房囊肿或海绵状淋巴管瘤，囊壁内为内皮细胞，外为纤维组织，囊内含淋巴液，可并发乳糜胸。心包囊肿属于间皮囊肿，囊内壁为单层间皮细胞，外壁为疏松结缔组织，囊内为澄清液体。

临床多无自觉症状或有轻度压迫症状。

【诊断要点】

1.纵隔支气管囊肿常位于中纵隔气管分叉以上的气管旁，食管囊肿多位于后纵隔前部或食管旁，淋巴管瘤多位于前纵隔中上部，心包囊肿多位于右侧心膈角区。

2.病灶多数呈圆形、椭圆形或不规则形肿块。

3.肿块轮廓清晰，部分边缘模糊，少数支气管囊肿壁有钙化。

4.心包囊肿侧位片呈滴水状，上尖下圆，较具特点。

5.囊肿的形态、大小有时可随体位与呼吸而有所改变。

【鉴别诊断】

1.食管囊肿与纵隔支气管囊肿鉴别点在于气管与支气管有无局限性压迹，CT检查有助于诊断。

2.心包囊肿与心包憩室鉴别点在于其是否与心包相通，但鉴别较为困难，如果改变体位病变缩小则提示心包憩室的可能。

第四节　呼吸系统常见疾病的X线鉴别诊断

一、肺内孤立结节或肿块X线表现的鉴别诊断

肺内孤立结节或肿块X线表现的鉴别诊断见表2-2。

表2-2　肺内孤立结节或肿块X线表现的鉴别诊断

疾病名称	临床特点	X线特点
周围型肺癌	吸烟史长，早期多无症状；可有咳嗽、咯血、胸痛等症状，随访动态观察病灶逐渐增大	密度较均匀，多数瘤体边缘毛糙，可出现"毛刺征""分叶征""空泡征""胸膜凹陷征"及周围血管束集中等，肺门淋巴结常肿大
良性肿瘤	常无临床症状及体征，于偶然发现，病灶生长缓慢	圆形或类圆形，边缘光滑锐利，密度均匀，可有钙化，如"爆米花"样钙化为错构瘤特征表现
结核球	无明显临床症状，也可出现低热、盗汗、乏力、食欲缺乏等症状，动态观察无明显变化	好发于两上肺尖后段及下叶背段，球形病灶，密度较高，可有钙化及空洞，轮廓多较光滑，偶有分叶，常伴有卫星灶
局灶性机化性肺炎	好发于50～60岁人群，多有发热、咳嗽、咳痰，痰中带血，以及胸痛等症状，亦可无临床症状	多位于肺的表浅部位，形态不一，密度较均匀，边缘清晰，可出现毛刺，灶周可有纤维化及渗出病变，邻近胸膜增厚
球形肺炎/肺不张	肺部局限性炎症表现，球形肺炎动态变化相对较快	肺野外带球形病灶，一侧紧贴胸膜，边缘模糊，典型表现为"彗星尾征"
支气管肺囊肿	多见于青少年，一般无症状，继发感染时可有发热、咳嗽、胸痛等症状	圆形或椭圆形，密度均匀，边界清晰锐利，随呼吸可有大小变化；继发感染时周围可出现渗出性改变
肺动静脉瘘	常于成年后出现症状或发现，常伴有皮肤、黏膜毛细血管扩张，听诊有杂音	多见于中下肺，球形病灶，直径1～3cm，密度均匀，周围异常粗大扭曲血管与肺门相连

二、肺内多发结节或肿块X线表现的鉴别诊断

肺内多发结节或肿块X线表现的鉴别诊断见表2-3。

表2-3 肺内多发结节或肿块X线表现的鉴别诊断

疾病名称	转移瘤	结节病	韦格纳肉芽肿	肺真菌病	支气管扩张
临床特点	多数具有原发肿瘤的临床症状及体征	多见于20～40岁女性，常表现为肺部改变明显而临床症状轻微，病程进展缓慢	多见于30～50岁男性，早期表现为上呼吸道感染或头面部器官急性炎症或溃疡，累及肺部时出现发热、咳嗽、胸痛	见于有糖尿病、恶性肿瘤等原发病，长期使用广谱抗生素、激素及抗肿瘤药物，免疫力低下者，一般症状较轻，常表现为低热、咳嗽、胸痛、乏力等	咳嗽、咳痰、咯血，病程长，反复感染
X线特点	好发于两肺中下野，多为球形，散在分布，边界清晰或棉花团状，密度均匀，少有空洞及钙化	肺内病变主要分布于上中肺野胸膜下区，常为两肺弥漫网状结节影，结节多为1～3mm；两侧肺门淋巴结对称性肿大为其典型表现	球形病灶最多见，主要分布于中下肺野，易形成空洞，可相互融合	病灶形态多样，影像学表现缺乏特征性，其中曲菌球的"空气新月征"具有特征性	多见于下肺，支气管囊状或柱状扩张，多发1～2cm囊状影呈蜂窝状改变，小囊内可出现气-液平面；继发感染时周围渗出模糊

三、肺内常见空洞及空腔病变的鉴别诊断

肺内常见空洞及空腔病变的鉴别诊断见表2-4。

表2-4   肺内常见空洞及空腔病变的鉴别诊断

疾病名称	肺脓肿空洞	结核空洞	真菌病空洞	小血管炎空洞（韦格纳肉芽肿）	癌性空洞	肺囊肿
临床特点	高热、寒战、咳嗽、胸痛、大量脓痰或脓血痰，急性期白细胞显著升高，慢性期白细胞总数可无明显变化	多见于青壮年，临床表现为低热、盗汗、消瘦、乏力、咳嗽及咯血	一般症状较轻,常表现为低热、咳嗽、胸痛、乏力等	多见于30～50岁男性,早期表现为上呼吸道感染或头面部器官急性炎症或溃疡,累及肺部时出现发热、咳嗽、胸痛	咯血、刺激性咳嗽和胸痛，痰脱落细胞学检查有时可找到癌细胞	一般无临床症状，合并感染时有相应炎症表现
X线特点	常见于上叶后段及下叶背段、基底段。急性期大片实变影中出现空洞，空洞内壁光滑或凹凸不平，常伴有液平面；慢性期空洞壁增厚，可出现多房，内外壁光滑，周围纤维化	好发于上叶尖后段或下叶背段，空洞形态多样，洞壁略厚，内壁可不规则，无或仅有浅液平面，空洞周围有卫星病灶	曲霉菌常寄生于肺原有病变所致空洞或空腔内，X线多表现为薄壁空洞伴洞内结节，典型征象"空气新月征"。隐球菌病空洞较少见，缺乏特征性表现	一般多发结节或球形病灶，部分出现空洞，洞壁可为厚壁或薄壁，病灶增大可相互融合，可出现单房或多房改变	偏心性厚壁空洞，内缘凹凸不平或有结节内突，无或有浅液平面，外缘清晰	壁菲薄，内外缘光滑、锐利，液体潴留量不定，周围清晰。合并感染时周围出现渗出性炎症病变

四、肺叶、肺段分布致密影的鉴别诊断

肺叶、肺段分布致密影的鉴别诊断见表2-5。

表2-5 肺叶、肺段分布致密影的鉴别诊断

疾病名称	大叶性肺炎	肺脓肿	结核干酪性肺炎	肺梗死	支气管良性狭窄	肺恶性肿瘤
临床特点	多见于青壮年,临床表现为突发高热、恶寒、胸痛、咳嗽、咳铁锈色痰。白细胞及中性粒细胞计数增高	高热、寒战、咳嗽、咳大量脓痰,间断咯血	糖尿病、酒精中毒和使用类固醇药物易发,临床症状重,痰菌培养阳性	多见于慢性心肺疾病或外伤后长期卧床患者,突发气急、胸痛,可有咯血,血氧饱和度降低	常见于结核、慢性炎症、黏液栓及肿大淋巴结压迫等	多见于中老年人,临床表现主要为咳嗽、咳痰、痰中带血丝
X线特点	实变期表现为大片状均匀的致密影,沿叶间裂的一侧常可见平直的界线,其内见空气支气管征,肺叶形态大小多无变化	不均匀大片状致密影,可多叶蔓延,不受叶间裂限制,实变影中易出现空洞	好发于右肺上叶后段,密度不均匀,常伴有无壁空洞或虫蚀样空洞,其他肺叶可见结核播散灶	肺周边或两下肺多见,呈楔形致密影,尖端指向肺门,基底部朝向胸膜,可合并少量胸腔积液,横膈抬高	多见于右肺中叶及两肺下叶,表现为反复发作的肺不张和(或)阻塞性炎症,淋巴结或肺门肿块压迫,不易与肿瘤相鉴别	肺门区肿块伴肺叶或肺段不张为中央型肺癌特点;而肺炎性肺癌可呈叶段分布,单纯胸部X线检查鉴别诊断困难

五、肺内多发片状阴影病变X线表现的鉴别诊断

肺内多发片状阴影病变X线表现的鉴别诊断见表2-6。

表2-6　肺内多发片状阴影病变X线表现的鉴别诊断

疾病名称	血源性肺脓肿	支气管肺炎	肺结核	肺真菌病	肺水肿	肺恶性病变
临床特点	常有败血症或肠道感染，临床急性感染症状，白细胞计数升高	多见于婴幼儿及年老体弱者，临床主要表现为高热、咳嗽、咳泡沫样黏痰或脓痰，伴有呼吸困难、胸痛等症状，白细胞计数增高	多见于青壮年，临床表现为低热、盗汗、消瘦、乏力、咳嗽及咯血，痰菌常呈阳性	见于有糖尿病、恶性肿瘤等原发病，长期使用广谱抗生素、激素及抗肿瘤药物，免疫力低下者，一般症状较轻，常表现为低热、咳嗽、胸痛、乏力等	常有心脏病、创伤、尿毒症、变态反应、输液过快等病史，临床主要症状为呼吸困难	常无特异性临床症状及体征，有典型病史者可确定诊断
X线特点	两肺多发片状阴影，密度均匀，边缘模糊。病变有融合倾向，可发生坏死，形成空洞	两肺中下野的内、中带，沿支气管分布的斑点或斑片状影，边界模糊，常伴有小叶性肺气肿或小叶肺不张	中上肺野常有活动性的增殖干酪或纤维干酪性病灶，病变新旧不一，同侧或对侧下肺野支气管狭窄、扭曲及沿支气管分布的斑片结节影	中下肺野多发边界模糊的片状阴影，密度均匀或不均匀，可有空洞或脓肿形成，可有胸膜反应或脓胸	两侧肺野弥漫性病变，多对称分布，形态不规则，"蝶翼征"为肺泡性肺水肿的特征性表现。肺门影可增大、模糊，可伴心脏增大、Kerley B线等	病变形态不一，大小不等，边缘模糊，可有支气管充气或小泡征、肺门淋巴结增大

六、常见纵隔肿瘤的X线鉴别诊断

常见纵隔肿瘤的X线鉴别诊断见表2-7。

表2-7 常见纵隔肿瘤的X线鉴别诊断

疾病名称	胸腺瘤	畸胎瘤	胸内甲状腺	淋巴瘤	神经源性肿瘤
临床特点	好发于30岁以上,临床表现除了纵隔肿瘤一般表现外,还有30%～50%的患者可出现重症肌无力	多无临床症状,较大时压迫气道可出现相应症状	临床可无症状,较大时可出现邻近结构受压的症状	常见于青少年,早期常无症状,仅触及表浅淋巴结增大,中晚期出现发热、疲劳、消瘦等症状	多无临床症状,于偶然发现,肿瘤较大可出现压迫症状
X线特点	多发生于前纵隔,表现为纵隔影增宽,侧位片可见前纵隔内肿块影	多发生于前纵隔,特别是心脏与大血管交界的前、中纵隔处。病变呈类圆形,其内密度高低不均,可见骨和牙齿等致密影	上纵隔影增宽,透视下可见颈部软组织影随呼吸而上下移动	表现为纵隔影增宽,以上纵隔为主,边缘清晰,可分叶状改变,密度均匀,一般无钙化	肿瘤多位于后纵隔脊柱旁,呈类圆形或哑铃状,可伴有椎间孔扩大,邻近骨质吸收或破坏

参 考 文 献

白人驹, 张雪林, 2010. 医学影像诊断学 [M]. 3版. 北京:人民卫生出版社.

蔡维勇, 2006. 40例周围型肺癌X线征象分析 [J]. 重庆医学, 35 (19): 1790-1791.

郝润松, 韩庆森, 亓进友, 2012. 不典型肺结核患者胸部X线及CT表现特征分析 [J]. 中华消化病与影像杂志 (电子版), 2 (3): 218-220.

黄尚武, 刘玉清, 1959. 肺脓肿X线诊断的研讨 (附100例的分析) [J]. 中华放射学杂志, 7 (4): 239-245.

靳春来，赵愚夫，2006. 肺囊肿的 X 线表现及治疗 [J]. 中国中西医结合影像学杂志，4（3）：225-226.

李本美，刘亚莉，李发洲，等，2012. 变应性支气管肺曲菌病的 X 线、CT 表现 [J]. 中国临床医学影像杂志，23（1）：34-37.

王立德，2008. 早期中央型肺癌 X 线、CT 特征分析 [J]. 中华中西医学杂志，6（15）：292.

王锐，李伟，2002. 真菌性肺炎的临床病理及影像学分析研究 [J]. 中国临床医学影像杂志，13（4）：249-252.

魏庆明，田茂斌，王波，等，2005. 经纤维支气管镜诊断 X 线检查阴性支气管内膜结核 28 例分析 [J]. 中华现代医学与临床，（3）：29.

张宏，张荣高，2008. 小儿支气管肺炎胸部 X 线检查分析 [J]. 中华中西医学杂志，6（12）：67.

第3章

循环系统

第一节 循环系统的正常X线表现

正常心脏、大血管的X线表现

（一）后前位（图3-1）

心影右缘上段为上腔静脉和（或）升主动脉，下段为右心房；左缘上段（向外突起的部分）为主动脉结，中段为肺动脉段，此处可向内凹入，故又称心腰，下段为左心室缘，左心室缘圆钝处称心尖。肺动脉与左心室缘之间为左心耳，正常情况下不显示。

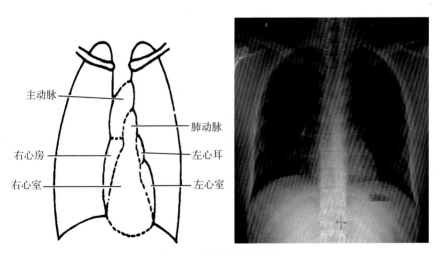

图3-1 正常胸片后前位

（二）右前斜位（图3-2）

心影前缘自上而下依次为升主动脉、肺动脉流出道（动脉圆锥）、右心室或部分左心室；后缘主要为左、右心房，上下排列。

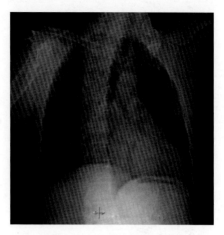

图3-2　正常胸片右前斜位

（三）左前斜位（图3-3）

心影前缘上段为肺动脉主干与升主动脉，下段为右心室，主动脉弓显示完整，主动脉弓下方区域称"主动脉窗"，主动脉窗内气管分叉及左右主支气管显示清晰；后缘上为左心房，下为左心室；下缘左、右心室交界处的凹陷为室间沟，室间沟移位可协助判断心室增大。

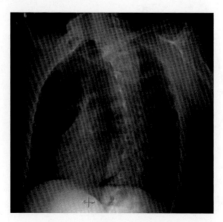

图3-3　正常胸片左前斜位

（四）左侧位（图3-4）

左侧位，常规需采取食管吞钡后摄片，便于观察左心房是否有向后增大。心影的前缘下段为右心室，中段为右心室流出道，上段为升主动脉；心影的后缘下段为左心室，上段为左心房，与食管毗邻。心影前缘与胸壁之间的透明区称心前间隙或胸骨后区；食管、膈面、心后缘的三角形透明区称心后三角或食管前间隙。

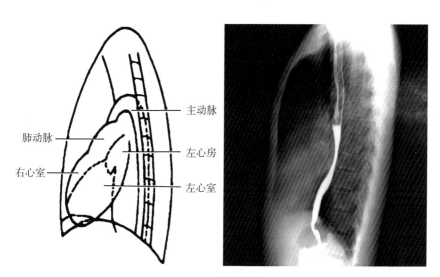

图3-4 正常胸片左侧位

（五）心脏大小的评估

心脏大小的评估最常用的方法为心胸比率，即心脏最大横径与胸廓最大横径的比率（图3-5）。心脏横径是胸廓正中线分别至左、右心缘各自最大径之和，胸廓横径为最大胸廓处的内缘距离，正常成年人一般心胸比率≤0.52。

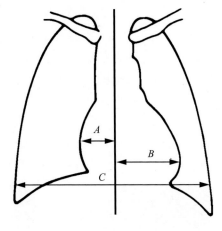

图3-5　心胸比率示意图，心胸比率$=\dfrac{A+B}{C}$

第二节　循环系统的异常X线表现

一、心脏及各房室增大

X线主要表现为心脏增大，包括心肌肥厚与心腔扩大或两者并存。

1.左心室增大常见于原发性高血压、主动脉瓣关闭不全或狭窄、二尖瓣关闭不全、部分先天性心脏病如动脉导管未闭等。

左心室增大X线表现（图3-6）：

（1）后前位：左心室段延长，心尖向下向左延伸，心尖可居于膈下，显示在胃泡内，同时变钝、左移，左心室段圆隆，心腰下陷。由于左心室段延长，致使相反搏动点上移，同时心脏可向右旋转，使心腰凹陷更加明显。

（2）左前斜位：左心室段向后向下突出，与脊柱重叠，室间沟向前下移位。

（3）左侧位：心后间隙变窄、消失。

2.右心室增大常见病因有二尖瓣狭窄、慢性肺源性心脏病、肺动脉高压、先天性房间隔缺损等。

右心室增大X线表现：

（1）后前位：心脏横径增大，心尖部圆隆上翘；心腰部膨隆，肺动脉段延长，相反搏动点下移（图3-7A）。

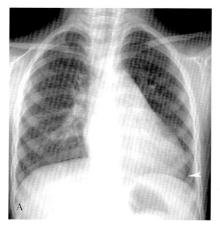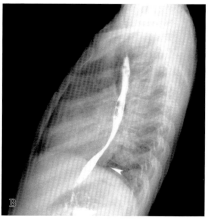

图 3-6 患者, 男, 24 岁, 左心室增大

A.后前位心尖向下向左延伸(白箭);B.左侧位心后间隙消失(白箭)

(2)右前斜位:心前缘呈弧形突出,心前间隙变小;肺动脉圆锥隆起。

(3)左前斜位:心前缘下段前突,心前间隙变小;心膈面延长,室间沟向后上移位;心后缘向后突出,位置较高。

(4)左侧位:心前缘与前胸壁的接触面增大,同时漏斗部和肺动脉段凸起(图 3-7B),此为右心室增大的一个重要征象。

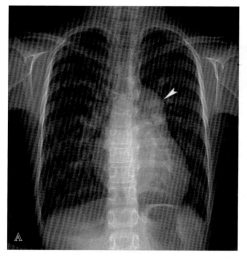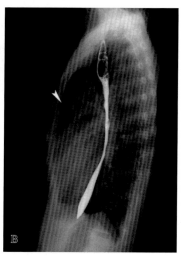

图 3-7 患者, 男, 31 岁, 右心室增大

A.后前位心尖部圆隆上翘,心腰部膨隆(白箭);B.左侧位漏斗部凸起(白箭)

3.左心房增大常见病因有二尖瓣病变、左心室衰竭等。心房增大常见原因有二尖瓣病变、左心室衰竭和部分先天性心脏病，如动脉导管未闭、室间隔缺损等。

4.左心房增大X线表现

（1）后前位：心影增大，可见"双房影"（图3-8A）或"双弧影"；气管分叉角增大，左心耳突出（四弧征）。

（2）右前斜位：服钡食管左心房段压迹加深、向后移位。

（3）左前斜位：心后上缘膨隆，左主支气管受压上抬、变窄。

（4）左侧位：食管左心房压迹加深、后移（图3-8B）。

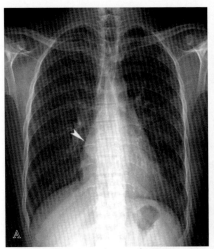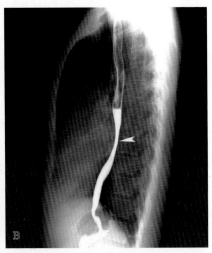

图3-8　患者，女，39岁，风湿性心脏病二尖瓣病变，左心房增大

A.后前位双房影（白箭）；B.左侧位食管左心房压迹加深（白箭）

5.右心房增大常见病因有右心室衰竭、房间隔缺损、右心房黏液瘤等。

右心房增大X线表现：

（1）后前位：心右缘膨隆、延长，房高比增大。

（2）左前斜位：心缘右房段延长、突出。

（3）右前斜位：心后缘向后下膨隆，心后间隙变小，但并不造成食管的受压和移位。

6.左右心室同时增大，又称普大型。

二、肺血流异常

1.肺充血 肺动脉段膨隆，两肺门影增大；透视时肺动脉段肺门血管影搏动增强；肺门血管影和肺野内血管纹理增粗，并向肺野外伸展，轮廓清晰、锐利；肺野内可见较多的圆点状均实的血管断面影，比其伴行的支气管断面粗大（图3-9）。肺充血常见于左向右分流的先天性心脏病，如室间隔缺损、房间隔缺损、动脉导管未闭，或贫血、甲状腺功能亢进等。

2.肺血减少 肺野异常透亮、清晰，肺门血管影和肺野内血管纹理变细、稀少；肺门变小（图3-10），结构清楚；严重者由支气管动脉代偿供血形成网格状侧支循环。肺血减少常见于肺动脉狭窄、法洛四联症。

3.肺淤血 两肺野透亮度下降，似磨玻璃状或蒙纱状；两肺野内血管纹理增粗、增多，模糊；两侧肺门影增大，结构模糊不清；两侧肺门上肺静脉扩张，似"鹿角状"（图3-11）；可伴有间质性肺水肿改变，Kerley A、Kerley B线出现。肺淤血见于各种肺静脉回流通道受阻的疾

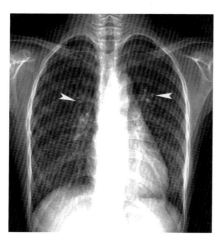

图3-9 患者，男，17岁，先天性心脏病 左向右分流，肺充血

肺野内血管纹理增粗，可见圆点状均实的血管断面影（白箭）

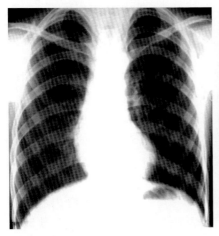

图 3-10　患者，女，7 岁，法洛四联症

肺门缩小，肺野内血管纹理稀少

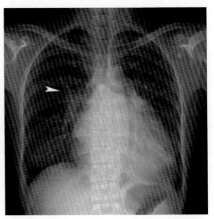

图 3-11　患者，女，47 岁，风湿性心脏病二尖瓣病变

两侧肺门上肺静脉扩张，呈"鹿角征"（白箭）

病、二尖瓣病变（二尖瓣狭窄、左心房黏液瘤）、各种原因的左心衰竭、缩窄性心包炎等。

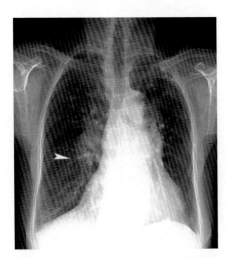

图 3-12　患者，男，64 岁，肺动脉高压

肺动脉段突出，"残根征"（白箭）

4. 肺动脉高压

（1）肺动脉高压：肺动脉段突出，肺门增大；右下肺动脉干增粗（＞15mm），远端分支血管突然纤细，所谓"残根征"（图 3-12）。

（2）肺静脉高压

1）间质性肺水肿：肺间质改变，典型者可见周围肺间隔线（又称 Kerley B 线）。

2）肺泡性肺水肿：片状均匀致密影，边缘不清楚，分布与体位有关，主要在低垂部位。典型者可见"蝶翼形"（图

2-15）。

3）含铁血黄素沉着：见于二尖瓣型心脏病及多发性肺出血病变，表现为细小的结节和点状影，犹似血行播散型肺结核。

4）骨化：见于二尖瓣型心脏病，常见于肺中下野，骨化结节具有薄层的骨质，大小不同，从针尖到豌豆不等。

第三节　先天性心脏、大血管位置和连接异常

一、镜面右位心、左旋心和右旋心

（一）镜面右位心

【病因病理和临床表现】 镜面右位心是指全内脏转位，全部组织器官反转，这类变异多无症状，但合并心内畸形较正常者多。

【诊断要点】

1. X线表现为心尖向右，2/3心脏在右，1/3心脏在左（图3-13）。

2. 水平叶间裂在左侧，主支气管左侧部位比正常短。

3. 胃泡在右侧。

【特别提示】 临床常与正常人一样，X线平片为全内脏转位，需要注意左右肺门、肝及胃泡同时转位。

（二）左旋心和右旋心

心尖指向左侧，其他内脏转位则为左旋心；心尖指向右侧，其他内脏不转位，则为右旋心（图3-14）。

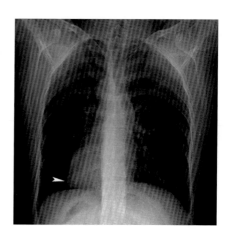

图3-13　镜面右位心后前位
心尖、胃泡均位于右侧（白箭）

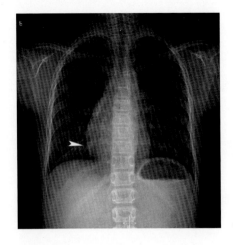

图3-14　右旋心后前位

心尖位于右侧、胃泡位于左侧（白箭）

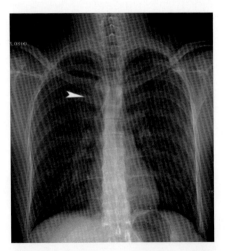

图3-15　右位主动脉弓后前位（白箭）

二、右位主动脉弓

【病因病理和临床表现】　右位主动脉弓按降主动脉的位置分为两型，降主动脉在脊柱右侧者为Ⅰ型，在左侧者为Ⅱ型。Ⅰ型多伴有其他先天性心脏畸形，Ⅱ型多无异常。

【诊断要点】　Ⅰ型者对食管无明显推移，Ⅱ型者将食管向前向左移位（图3-15）。

【鉴别诊断】　Ⅱ型者多无症状，Ⅰ型者常合并其他畸形，如法洛四联症。

【特别提示】　超声、CT与MRI检查均可清楚显示该疾病。

三、肺静脉异位引流

【病因病理和临床表现】　肺静脉完全性异位引流时，四支肺静脉汇合后连接至某一体循环，分为心上型和心下型。心上型连接到左上腔静脉、冠状窦、右上腔静脉、右心房或奇静脉。心下型从汇合部有一血管经食管裂孔进入腹腔，止于门静脉或分支。

临床症状取决于肺静脉畸形的情况，患者可有发绀、呼吸困难、心力衰竭、呼吸道感染、肺水肿表现，严重者多在一年内死亡。

【诊断要点】 X线表现差异较大，如下所述。

1.右心房增大、肺血多，左心不大，主动脉弓小。

2.心上型，肺静脉通过左上腔静脉引流，纵隔影增宽、突出，与下方的心影构成"8"字形影或"雪人征"。

3.心下型连接静脉，表现为"弯刀征"。

【鉴别诊断】 非完全异位引流常无明显体征，完全性异位引流则常表现为房间隔缺损等异常。特征性表现：心上型，"8"字形影或"雪人征"；心下型表现为"弯刀征"。

【特别提示】 本病诊断困难，造影见畸形引流静脉为确诊依据。

四、腔静脉异位引流

【病因病理和临床表现】 上腔静脉的先天畸形分为位置异常与引流异常两类。下腔静脉畸形主要是与左心房连接，也常有奇静脉将部分下腔静脉血引至上腔静脉。

临床上患儿出生后即有发绀，其他症状很轻或无。

【诊断要点】

1.X线表现因血流动力学改变轻，常无明显异常。

2.有时可见畸形引流血管。

【鉴别诊断】 除非腔静脉引流入左心房可出现发绀，一般无症状。

【特别提示】 X线诊断困难，超声或MRI有一定价值，血管造影可明确诊断。

第四节 先天性心脏病

一、房间隔缺损

【病因病理和临床表现】 房间隔缺损（atrial septal defect，ASD），简称房缺，按缺损部位分为第一孔（原发孔）型、第二孔（继发孔）型及其他少见类型。

胸骨左缘第2肋间收缩期杂音。患者可以无症状，劳累后心悸、气促，易患呼吸道感染，常无发绀，30岁后易出现心力衰竭。

【诊断要点】　X线表现取决于分流量，达一定分流量时，右心系统因容量过负荷而增大，肺血增多（图3-16）。

1.后前位　心脏左旋，右上纵隔与右心缘影不明显，主动脉结缩小，肺动脉段突出，心尖上翘，肺血增多。

2.左、右前斜位　肺动脉段隆起，心前间隙缩小，右心房段延长或隆起，左心房不大。

3.侧位　心前缘与胸骨接触面增加，心后三角存在。

【鉴别诊断】　房间隔缺损诊断不难，杂音典型者X线检查示右心房、右心室增大，肺血增多。

【特别提示】　超声检查能进一步明确诊断，常无须行CT与MRI检查。

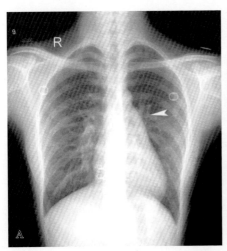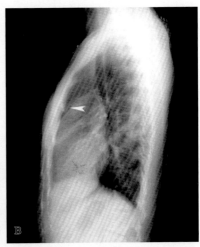

图3-16　患者，女，21岁，先天性心脏病（房间隔缺损）
A.后前位肺动脉段突出（白箭）；B.左侧位心前间隙缩小（白箭）

二、室间隔缺损

【病因病理和临床表现】　室间隔缺损（ventricular septal defect，VSD），简称室缺，根据临床病理分为小孔型、中孔型与大孔型室缺。①小孔型室缺：缺损孔直径在2～8mm，左向右分流量小，又称Roger病。②中孔型室缺：缺损孔直径在9～15mm，左向右分流量增多。③大孔型室缺：缺损孔较大，15～20mm，使肺循环压力升至体循环压力的75%～100%。④双向右向左分流：肺血管阻力达到或超过体循环阻力。

　　临床上小孔型室缺，分流量小，常无症状，胸骨左缘全收缩期粗糙吹风样杂音。大孔型室缺，左向右分流量大，可有发育不良，劳累后心悸、气喘、咳嗽、乏力等，早期即可有充血性心力衰竭。

　　【诊断要点】　X线表现完全由血流动力学异常所决定（图3-17）。

　　1.小孔型室缺　X线表现可在正常范围，肺动脉段平直或稍隆起，或心脏稍大，以左心室为主。

　　2.中孔型室缺　心影以左心室增大为主，左、右心室均增大。

　　3.大孔型室缺　右心室增大比左心室明显，以肺充血现象为主，常伴有间质性肺水肿及肺泡性肺水肿。

　　4.双向分流　可出现艾森门格（Eisenmenger）综合征。

　　【鉴别诊断】　室缺症状一般较房缺重，X线显示肺血多，左、右心室增大，常以左心室增大为主，大量分流可出现右心室明显增大。

　　【特别提示】　影像学检查：VSD诊断多不困难，超声可见室间隔连续性中断。

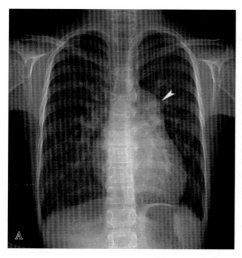 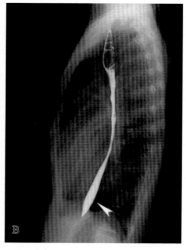

图3-17　患者，男，21岁，室缺伴肺动脉高压

A.后前位肺充血，左、右心室扩大，肺动脉段瘤样扩张（白箭）；B.左侧位心后三角消失（白箭）

三、动脉导管未闭

【病因病理和临床表现】 动脉导管是胎儿期肺动脉与主动脉的交通正常血管，出生后不久即闭合，如1岁以后动脉导管仍未闭合，则成为动脉导管未闭（patent ductus arteriosus，PDA）。未闭的动脉导管大小及形态不一，可分为管型、窗型、漏斗型。

根据分流量大小，患者可无症状，或活动后气促，甚至发绀。胸骨左缘第2肋间闻及连续性杂音，伴震颤，脉压大，可有周围血管搏动征。

【诊断要点】

1.左心室增大为主，可伴有左心房稍大，右心房不大，可有右心室增大或不大。

2.肺动脉主干和左肺动脉扩张，肺血增多。

3.主动脉结增大，动脉导管附着处前主动脉增宽，附着处后主动脉变细，有时可见"漏斗征"（图3-18）。

【鉴别诊断】 本病临床及X线表现典型，与室缺相似，主动脉结较大，主动脉结下见"漏斗征"可以鉴别。

【特别提示】 MSCT和MRI在左前斜位矢状位成像上可见动脉导管未闭。

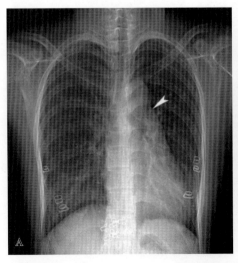
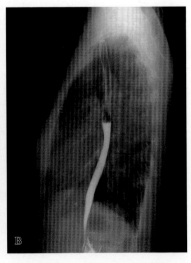

图3-18　患者，女，32岁，动脉导管未闭，主动脉结下"漏斗征"（白箭）

四、法洛四联症

【病因病理和临床表现】 法洛四联症（tetralogy of Fallot，TOF）是由先天性室间隔缺损、主动脉骑跨、肺动脉狭窄及继发的右心室肥厚组成，其中室间隔缺损、肺动脉狭窄最重要，右心室肥厚继发于肺动脉狭窄和右心室负荷过大，主动脉骑跨主要起着功能变化的作用。

肺动脉狭窄轻重决定了发绀程度，随着年龄增长病情进展，可出现杵状指（趾），发育迟缓，伴有气急、蹲踞现象，可有晕厥史。在胸骨左缘可闻及收缩期杂音及震颤。

【诊断要点】

1.心影呈靴形，右心室增大，心尖部圆隆、上翘。

2.肺动脉段平直或凹陷，肺血减少。

3.主动脉结增宽，25%的患者伴右位主动脉弓（图3-19）。

【鉴别诊断】 本病需与右心双出口、大动脉转位、单心室等相鉴别。

【特别提示】 法洛四联症，发绀出现早，肺血少，靴形心型为典型表现。

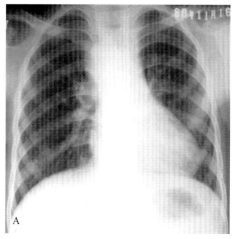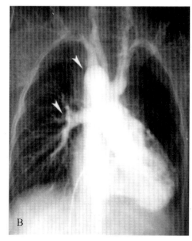

图3-19 患者，男，11岁，法洛四联症

A.后前位 肺血减少，心影呈靴形；B.右心导管造影 主动脉、肺动脉同步显影（白箭）

第五节　后天性心脏病

一、高血压性心脏病

【病因病理和临床表现】　高血压性心脏病（hypertensive heart disease，HHD）为继发于长期高血压引起的心脏病变。患者全身小动脉广泛痉挛，周围血流阻力增高，动脉压升高，左心维持正常供血，承担压力负荷，致使心肌肥厚，心肌耗氧量增加，心肌缺氧，收缩力差，排空差，容量负荷增加，左心衰竭。

临床症状主要表现为头痛、头晕、乏力、心悸等，左心衰竭时可有呼吸困难、端坐呼吸、咯血等。

【诊断要点】
1.早期高血压并不引起明显的心脏外形改变。
2.长期持续高血压，可发生左心室肥厚，左心室增大。
3.主动脉增宽、扩张，甚至有左心衰竭表现。

【鉴别诊断】　临床诊断简单，X线片显示左心室增大，主动脉增宽延长。

【特别提示】　超声对左心室肥厚、功能及血流动力学变化方面更具有优势。

二、肺源性心脏病

【病因病理和临床表现】　肺源性心脏病多为慢性病，常继发慢性支气管炎，病理改变为肺循环阻力增加，肺动脉高压，致右心室增大，引起以右心室流出道为主的肥厚与功能不全。

患者多有慢性咳嗽、咳痰、气短、心悸等肺气肿或慢性支气管炎的症状。伴有右心衰竭，出现心慌、气急、呼吸困难、发绀、颈静脉怒张、肝大、腹水及肺部啰音等。

【诊断要点】
1.常伴有肺部慢性疾病，如支气管病变、肺气肿等原发病变。
2.胸部X线片示心影常无明显增大，肺动脉段突出。
3.肺动脉主干、分支增粗，周围肺野骤然变细，形成"残根

征"，右下肺动脉横径超过15mm
（图3-20）。

【鉴别诊断】 患者年龄较大，
以慢性支气管炎、肺气肿发展而
来，可合并右心衰竭表现。

【特别提示】 X线常不表现
心影增大，超声可以显示右心室
肥厚情况。

三、风湿性心脏病

【病因病理和临床表现】
风湿性心脏病（rheumatic heart
disease，RHD）分为急性风湿性
心肌炎与慢性风湿性心脏病两个
阶段。心脏瓣叶交界处发生粘
连，瓣口缩小，腱索纤维化、粘
连，以二尖瓣狭窄最为常见，常

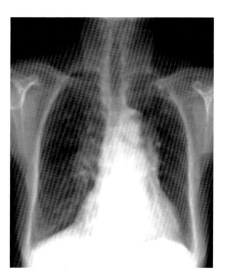

图3-20 患者，女，64岁，肺源性
心脏病后前位，支气管病变，肺动脉高
压改变

伴有关闭不全。常见类型有单纯二尖瓣病变（包括狭窄及关闭不全），
二尖瓣狭窄伴主动脉瓣病变，单纯主动脉瓣病变，三尖瓣及肺动脉瓣单
独受损者极少，多数与其他瓣膜病变并存。

临床症状一般为劳累后心悸、气促、咳嗽、疲乏、头晕等，重者可
出现咯血、端坐呼吸、肝大及颈静脉怒张等右心衰竭表现。心尖区可闻
及舒张期隆隆样杂音。

【诊断要点】

1.心影增大，呈梨形心，以左心房增大为主，继发右心室增大
（图3-21）。

2.肺动脉段膨出，主动脉结缩小。

3.肺淤血，上肺静脉扩张，下肺静脉变细，血管模糊，重者可合并
间质性肺水肿或肺泡性肺水肿。

【鉴别诊断】 风湿性心脏病为后天性，二尖瓣狭窄有舒张期隆隆样
杂音，X线表现为肺淤血，左心房、右心室增大。

【特别提示】 超声诊断价值大，具有较高的特异度。

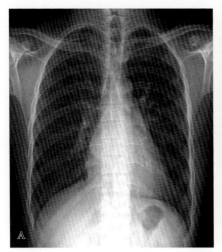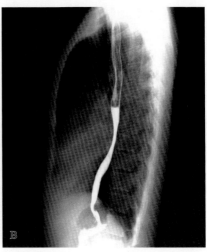

图3-21　患者，女，39岁，风湿性心脏病后前位、左侧位，肺淤血，左心房、右心室扩大

第六节　心包疾病

一、心包积液

【病因病理和临床表现】　心包积液容易诊断，但病因很难确定，有结核性、化脓性、病毒性、风湿性、转移性等。积液性质有血性、脓性、纤维蛋白性等。

少量或慢性积液临床可无症状，大量或急性积液可出现压塞症状。临床上多表现为发热、疲乏、心前区疼痛和心脏压塞症状，如呼吸困难，面色苍白、发绀、上腹胀痛、水肿等。体征有心界扩大、搏动减弱、心音遥远、搏动减弱、心包摩擦音、奇脉、肝大和腹水等。

【诊断要点】

1.心包积液在300ml以下者，心影大小和形态无明显改变。

2.中等量以上积液者，心影普遍增大，正常弧度消失，呈烧瓶状或球状，心膈角呈锐角（图3-22A），有别于扩张型心肌病（图3-22B）。

3.上腔静脉影增宽，主动脉影变短，心影搏动明显减弱甚至消失，但主动脉搏动正常。

4.肺部常清晰,可伴胸腔积液,左心衰竭时出现肺淤血。

【鉴别诊断】 心包积液表现典型,X线片示心影增大,上纵隔影增宽、变短。

【特别提示】 超声检查可进行定量诊断;CT检查不仅可以确定诊断和进行定量分析,还有助于评估纵隔结构的改变。

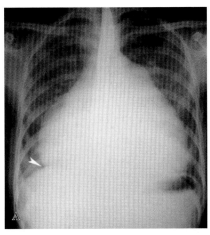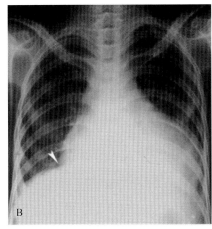

图3-22 A.患者,男,38岁,心包积液,右心膈角锐利(白箭);B.患者,男,45岁,扩张型心肌病,右心膈角钝角(白箭)

二、缩窄性心包炎

【病因病理和临床表现】 心包积液吸收不彻底,可引起心包肥厚、粘连,并可逐渐发展成缩窄性心包炎,以致心脏活动受限,功能异常。按发病概率依次为结核性心包炎、化脓性心包炎、创伤性心包炎及病毒性心包炎等。缩窄性心包炎时,心室不易扩张、充盈,右心室受压,舒张受限,静脉回流到右心房受阻,引起体循环淤血,出现上腔静脉扩张、肝大、腹水和水肿等。左心室受压,舒张受限,舒张期进入左心室的血流减少,心排血量低下,造成脉压下降。

主要症状为心悸、气短、咳嗽、颈静脉怒张、肝大、腹水、下肢水肿等。

【诊断要点】

1.早期心影大小正常或轻度增大，心脏外形不光整，心影可呈三角形、多边形，边缘不规则、僵直，正常弧度消失，心影搏动减弱或消失。

2.上腔静脉影增宽，肺部淤血。

3.有时可有心包钙化呈蛋壳状、弧线状或珊瑚状（图3-23）。

4.可伴有胸膜增厚、粘连等。

【鉴别诊断】　本病临床表现典型，X线示心脏外形不光整，后期心包膜钙化。

【特别提示】　超声诊断心包增厚具有较大价值，可以观察心肌活动受限情况与血流变化。

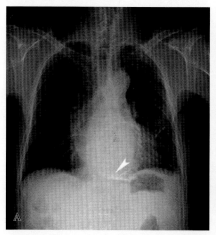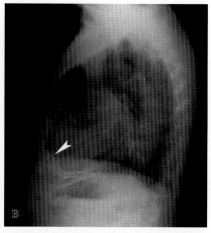

图3-23　患者，男，63岁，缩窄性心包炎，心包蛋壳状钙化（白箭）

第七节　循环系统常见疾病的X线鉴别诊断

一、先天性心脏病X线表现的鉴别诊断

先天性心脏病X线表现的鉴别诊断见表3-1。

表3-1　先天性心脏病X线表现的鉴别诊断

疾病名称	房间隔缺损	室间隔缺损	动脉导管未闭	法洛四联症
临床特点	胸骨左缘第2肋间闻及收缩期杂音，劳累后心悸、气促，常无发绀	胸骨左缘第3～4肋间闻及收缩期吹风样杂音，早期即可出现充血性心力衰竭，无发绀	胸骨左缘第2肋间闻及连续性杂音，伴震颤，脉压大，可有周围血管搏动征，无发绀	胸骨左缘第2～4肋间闻及收缩期杂音，杵状指（趾），发育迟缓，伴有气急、蹲踞现象，发绀
X线特点	肺血明显增多，主动脉结缩小，肺动脉段突出，心尖上翘（右心房、右心室增大），左心房不大	肺血增多，左、右心室均增大，常以左心室增大为主，而大孔型室缺则以右心室增大为主	肺血增多，肺动脉扩张，主动脉结增大，可见"漏斗征"，左心室增大为主	肺血减少，肺动脉段平直或凹陷，心影呈靴形，右心室增大，心尖部圆隆、上翘

二、后天性心脏病X线表现的鉴别诊断

后天性心脏病X线表现的鉴别诊断见表3-2。

表3-2　后天性心脏病X线表现的鉴别诊断

疾病名称	高血压性心脏病	肺源性心脏病	风湿性心脏病	心包积液	缩窄性心包炎
临床特点	高血压病史，伴左心衰竭时可有呼吸困难、端坐呼吸、咯血等	多有慢性支气管炎、肺气肿的症状，伴右心衰竭时可有心慌、气急、呼吸困难、发绀、肝大、腹水等	劳累后心悸、气促、咳嗽、疲乏，重者可出现咯血、端坐呼吸等右心衰竭表现，心尖区可闻及舒张期隆隆样杂音	心前区疼痛和心脏压塞症状，体征有心界扩大、搏动减弱、心包摩擦音、奇脉等	心悸、气短、咳嗽、颈静脉怒张、肝大及下肢水肿等
X线特点	心脏呈主动脉型，即主动脉结增大、左移，心腰凹陷，左心缘圆隆并向外下延伸	肺动脉主干及分支增粗，可见"残根征"，右心室增大	心影呈梨形，肺动脉段膨出，主动脉结缩小，上肺静脉扩张、下肺静脉变细	典型者心影普遍增大，呈烧瓶状或球状，而心包积液少于500ml时心影可无明显改变	典型者心包钙化呈蛋壳状、或珊瑚状，上腔静脉影增宽，肺淤血

参 考 文 献

伯格纳，等，2010. 胸部X线鉴别诊断［M］. 2版. 北京：中国医药科技出版社.

韩萍，于春水，2019. 医学影像诊断学［M］. 4版. 北京：人民卫生出版社.

金征宇，龚启勇，2015. 医学影像学［M］. 3版. 北京：人民卫生出版社.

李益群，陈积秋，刘玉清，等，1994. 先天性心脏病X线平片诊断的评价［J］. 中华放射学杂志，28（6）：396-398.

凌坚，2009. X线胸片诊断常见先天性心脏病［J］. 中国医学影像技术，25（7）：1319-1321.

刘士远，2015. 中华临床医学影像学胸部分册［M］. 北京：北京大学医学出版社.

马凯，齐保全，1999. 先天性心脏病肺动脉高压的胸片探讨［J］. 中外医用放射技术，（12）：95-96.

吴恩惠，1984. 放射诊断学［M］. 2版. 北京：人民卫生出版社.

张吉庆，李洪显，1995. 房间隔缺损X线表现：附600例分析［J］. 中外医用放射技术，（11）：91-92.

Tonkin IL，2000. Imaging of pediatric congenital heart disease［J］. J Thorac Imaging，15（4）：274-279.

Wiles HB，1990. Imaging congenital heart disease［J］. Pediatr Clin North Am，37（1）：115-136.

第4章

消化系统

第一节　消化系统的正常X线表现

一、食管

（一）食管X线检查

食管双重造影检查是诊断食管病变的基本方法，对比剂通常选择硫酸钡或有机碘溶液。

检查方法：

1.透视，必要时拍摄平片。

2.患者取立位右前斜位，口服钡剂后观察钡剂通过食管、贲门情况。

3.患者取立位右前斜位，口服钡剂后拍摄食管充盈像、黏膜像。

4.患者取立位前后正位，口服钡剂后拍摄食管充盈像、黏膜像。

5.患者取立位左前斜位，口服钡剂后拍摄食管充盈像、黏膜像。

6.病变部位重点观察、摄片，必要时口服厚钡检查。

7.患者取立位前后正位，口服钡剂后拍摄咽喉部充盈像、排空像。

8.上传图像，打印。

（二）食管解剖

食管是一个连接下咽部与胃的肌肉管道，起于第6颈椎水平与下咽部相连。食管入口与咽部连接处及膈的食管裂孔处各有一生理性狭窄区，为上、下食管括约肌。食管吞钡充盈，轮廓光滑整齐，宽度可达2～3cm。右前斜位前缘可见三个压迹，从上至下为主动脉弓压迹、左主支气管压迹、左心房压迹。食管黏膜皱襞表现为数条纵行、互相平行的纤细条纹状透亮影。

食管X线特点见图4-1，图4-2。

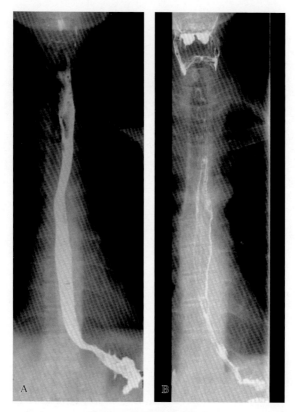

图4-1　食管正位X线片

A.食管管腔充盈良好，黏膜显示条状稍低密度影; B.双侧梨状窝显示对称清晰

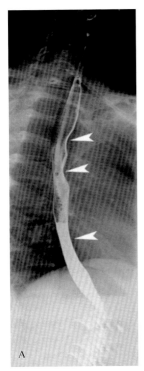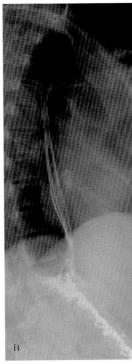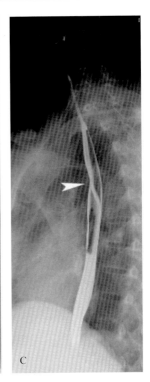

图4-2 食管右前斜位及左前斜位X线片

A.右前斜位充盈像可见食管三个压迹（白箭）；B.右前斜位黏膜像；C.左前斜位可见左主支气管压迹（白箭）

二、胃

（一）胃X线造影检查方法

1.肌内注射山莨菪碱（654-2），10mg，10分钟后，口服足量产气粉。

2.透视，必要时拍摄平片。

3.患者取立位右前斜位，口服钡剂后观察钡剂通过食管和贲门的情况。

4.服适量钡剂，改卧位逆时针翻转2～3周，以充分涂抹胃壁。

5.改变体位，拍摄胃各部双对比像：俯卧右后斜位（胃窦前壁）→左后斜位（胃底前壁）→仰卧轻度右前斜位（胃窦后壁）→仰卧轻度左前斜位（胃体后壁）→半仰卧大角度左前斜位（贲门正位）→立位右前斜位（十二指肠球部）。

6.发现病变部位重点观察，摄片。

7.服适量钡剂，取立位前后正位，拍摄全胃立式充盈像。

8.上传图像、拍片。

（二）胃的解剖

胃一般分为胃底、胃体、胃窦三部分及胃小弯和胃大弯。胃底为贲门水平线以上部分，站立时含气，称胃泡。贲门至胃角（胃小弯拐角处，也称角切迹）的一段称胃体。胃角至幽门管斜向右上方走行的部分，称胃窦。幽门为长约 5mm 的短管，宽度随括约肌收缩而异，将胃与十二指肠相连。胃轮廓右缘为小弯，左缘为大弯。胃 X 线特点见图 4-3～图 4-6。

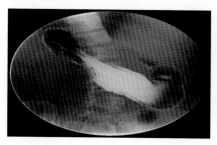

图4-3　俯卧右后斜位显示胃窦前壁双重相

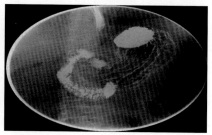

图4-4　仰卧左前斜位显示胃体后壁双重相

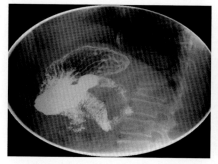

图4-5　半仰卧大角度左前斜显示贲门正位双重相

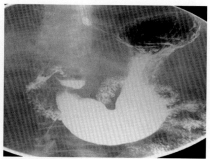

图4-6　胃立位充盈相

（三）胃型和张力

胃的形态因人的体型和肌张力不同，服钡剂后立位观察时可分为4型：钩型、长钩型、牛角型、瀑布型（图4-7）。

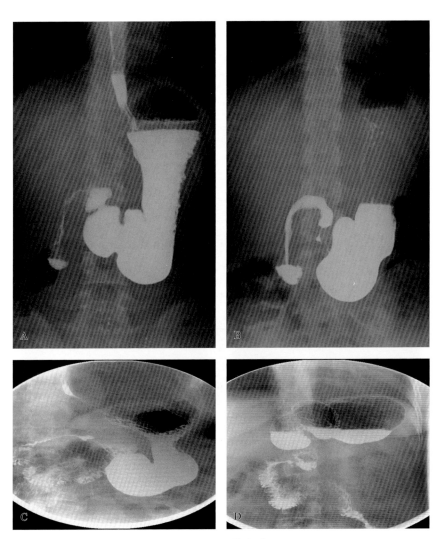

图4-7 胃的分型

A.钩型；B.长钩型；C.牛角型；D.瀑布型

三、十二指肠

十二指肠全程呈"C"形，上与幽门连接，下与空肠连接，一般分为4个部分：球部（图4-8）、降部、水平部、升部。低张力造影时，黏膜皱襞呈横行排列的环状或呈龟背状花纹。

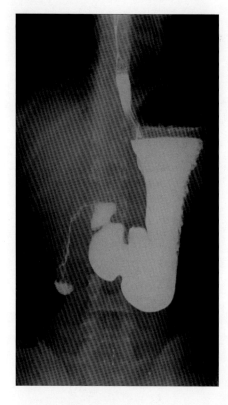

图4-8　十二指肠球部充盈呈三角形

四、空肠及回肠

肌内注射654-2，10mg，10分钟后，口服产气粉行胃部双对比检查后，逐段观察空肠、回肠至回盲部，注重观察肠管形态、大小及蠕动情况，以及对比剂到达回盲部的时间。

空肠及回肠解剖：空肠大部分位于左上中腹，多为环状皱襞，蠕动活跃，常显示为羽毛状影像，如钡剂少则表现为雪花状影像。回肠肠腔略小，皱襞少而浅，蠕动不活跃，常显示为充盈像，轮廓光滑（图4-9）。

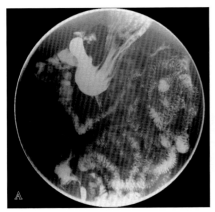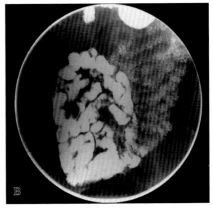

图4-9　空肠主要位于左上中腹部（A）；回肠多位于右下腹及盆腔（B）

五、结肠、直肠

结肠、直肠双重对比X线检查：

1.造影前10分钟肌内注射654-2，10mg。

2.透视，必要时拍摄平片。

3.插入灌肠导管，注入钡剂200～300ml，至钡头过结肠脾曲达横结肠中段。

4.缓慢注入空气700～1000ml，至盲肠扩张至约5cm，拔除灌肠导管。

5.卧位翻转3周以充分涂抹肠壁。

6.改变体位，拍摄结肠各部双对比像：俯卧后前位（直肠、乙状结肠）→左/右侧卧位（直肠）→仰卧左/右前斜位（乙状结肠）→半立左前斜位（降结肠、结肠脾曲）→仰卧前后位（横结肠）→半立右前斜位（结肠肝曲、升结肠）→仰卧头低前后位（盲肠、回盲部）→半立阑尾压迫像→俯卧全结肠后前位→立位全结肠前后位。

7.病变部位重点观察，摄片。

8.上传图像，拍片。

六、大肠

大肠解剖：大肠分为盲肠（附有阑尾）、升结肠、横结肠、降结肠、乙状结肠和直肠，绕行于腹腔四周。X线主要特征：结肠袋，表现为对称的袋状突出。大肠黏膜皱襞为纵、横、斜三种方向交错结合状表现。盲肠、升结肠、横结肠皱襞密集，以斜行和横行为主，降结肠以下皱襞渐稀，且以纵行为主。

第二节　消化系统基本病变的X线表现

一、管腔大小的改变

1.管腔狭窄　即超过正常范围的持久性管腔缩小，常见于炎性病变、肿瘤、粘连、外压等。

2.管腔扩大　即超过正常限度的持久性管腔增大，常见于胃肠道梗阻性病变的近段或胃肠道肌张力减弱。

二、黏膜皱襞的改变

1.黏膜皱襞增粗　表现为黏膜影增宽，多见于慢性胃炎、黏膜下静脉曲张。

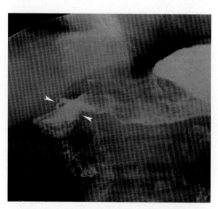

图4-10　胃窦部黏膜破坏（白箭）

2.黏膜皱襞变细　表现为皱襞平坦、消失，多见于肿瘤或炎性水肿。

3.黏膜皱襞纠集　表现为龛影周围的黏膜皱襞向龛影集中，呈星状或放射状排列，而每条黏膜皱襞的外形仍保持正常，多见于慢性溃疡性病变产生的纤维组织增生。

4.黏膜皱襞破坏、中断　表现为不规则杂乱的钡斑，多由恶性肿瘤所致（图4-10）。

三、轮廓的改变

（一）龛影

龛影是由于胃肠道壁产生溃烂，达到一定深度，造影时被钡剂填充，当X线呈切线位投影时，形成一突出于腔外的钡斑影像。

（二）憩室

憩室是由于钡剂经过胃肠道管壁的薄弱区向外膨出形成的囊袋状影像，其内及附近的黏膜皱襞形态正常。

（三）充盈缺损

充盈缺损是指充钡胃肠道轮廓的局部向腔内突入而未被钡剂充盈的影像，多见于肿瘤。

四、管壁的改变

正常胃肠道管壁柔软，收缩舒张自如。炎性纤维组织增生或癌肿浸润时，X线显示管壁失去正常的弧度，变直、缩短、僵硬，管壁扩张度及蠕动差（图4-11），常见于溃疡病的瘢痕、胃癌的皮革胃等。

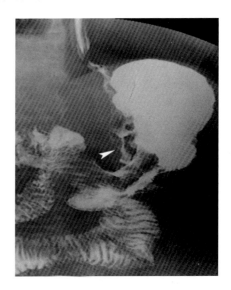

图4-11 胃小弯侧管壁僵硬、缩短，黏膜破坏、中断（白箭）

五、功能性改变

（一）蠕动的改变

蠕动的改变可表现为蠕动增强、蠕动减弱或消失。

（二）张力的改变

张力增高则使管腔缩窄、变小；张力降低则使管腔扩大。

（三）运动力的改变

钡剂排空加快提示运动力增强，常见于炎性病变；排空延迟则提示运动力减弱，常见于胃术后或麻痹性肠梗阻。

第三节　消化系统常见疾病的 X 线诊断

一、食管病变

食管病变的基本检查方法是食管造影，常采用低张气钡双重造影，适用于食管的各类疾病，包括炎症、肿瘤、先天异常、异物、创伤和全身疾病累及食管者。若疑为食管穿孔、食管气管瘘等，则应改用口服碘油或有机碘溶液。

（一）食管憩室

【病因病理和临床表现】　食管憩室为食管壁局限性囊袋状膨出。按发生机制不同，分为内压性、牵引性及牵引内压性憩室三种；根据发病部位不同，可分为咽食管憩室、食管中段憩室及膈上食管憩室。食管憩室常无明显临床症状，大多在体检时偶然发现，少数稍感吞咽梗阻或胸背部疼痛，尤以并发憩室炎时较显著。

【诊断要点】

1.内压性憩室　为一种假性憩室，多发生在咽-食管交界处及膈上段。钡剂检查时可见单个囊袋状突出影，边缘光滑整齐，部分病例可见狭窄的蒂。早期较小且壁有弹性，而后期呈囊袋状并可下垂，因此钡剂进入后不易排出。

2.牵引性憩室 多发生在食管中段，常因周围组织炎症与食管壁粘连、牵拉所致，为真性憩室。吞钡后见食管壁有幕状影突出于腔外，基底宽，边界光滑整齐，钡剂进入及排空均较容易（图4-12）。

【鉴别诊断】 食管中段憩室应注意与主动脉和左主支气管压迹之间的食管膨出鉴别。

【特别提示】 食管憩室诊断较明确，食管造影时需注意改变检查体位，进行多体位观察，检查时需注意观察憩室内对比剂排空情况。

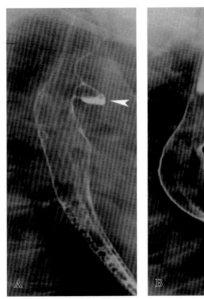
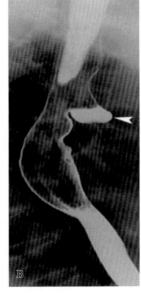

图4-12 食管中段憩室（白箭）

吞钡后食管中段见囊袋影突出于腔外，基底宽，边界光滑整齐

（二）食管、胃底静脉曲张

【病因病理及临床表现】 食管、胃底静脉曲张是由食管、胃底黏膜下静脉丛回流障碍或静脉血量增多所致，常见于肝硬化门静脉高压。少数由上腔静脉阻塞引起。早期症状不明显，病情加重时可引起静脉破裂出血，严重者可致休克甚至死亡。

【诊断要点】 静脉曲张程度分为轻、中、重度。

（1）轻度：病变仅局限于食管下段、胃底，黏膜皱襞增粗。

（2）中度：病变延伸至食管中段，黏膜皱襞增宽，呈蚯蚓状、串珠状充盈缺损，边缘凹凸不平，但管壁无僵硬感（图4-13）。

（3）重度：病变累及食道上段，呈显著蚯蚓状、串珠状充盈缺损，黏膜皱襞几乎消失，食管扩张明显，但管壁仍柔软。

【鉴别诊断】 有明确的肝硬化病史及典型的钡剂造影表现者较易诊断。本病应注意与食管内唾液及气泡形成的充盈缺损、食管裂孔疝膈上的疝囊及食管下段癌相鉴别。

【特别提示】 食管、胃底静脉曲张诊断困难时，CT增强扫描具有重要意义，可发现均一强化的曲张静脉。

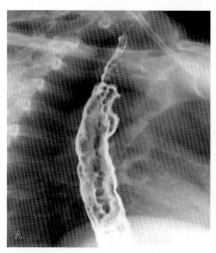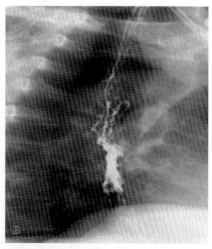

图4-13　食管静脉曲张

A.食管中下段黏膜皱襞粗大，呈串珠状及蚯蚓状充盈缺损，边缘凹凸不平；B.食管柔软，扩张度好，张力低

（三）贲门失弛缓症

【病因病理和临床表现】 贲门失弛缓症是指食管下端及贲门部的神经肌肉功能障碍，病理改变主要为食管下端肌壁内奥氏神经丛的

神经细胞变性、减少或缺乏，致使该部神经功能失调，管壁不能舒张，导致食物通过受限，食管扩张。临床常有吞咽不畅、胸骨后沉重感，以致吞咽困难、进食后呕吐等，服温热水及硝酸甘油可使症状缓解。

【诊断要点】

1. X线平片可见纵隔影右侧增宽，边缘光滑整齐，有时可见宽大液平面。

2. 食管钡剂检查

（1）早期：食管轻度扩张，食道下段逐渐狭窄呈漏斗状，边缘光滑，食管蠕动波减弱或消失。

（2）晚期：狭窄段呈典型鸟嘴状改变，中上段食管明显扩张，常可见大量内容物潴留，食道蠕动消失（图4-14）。

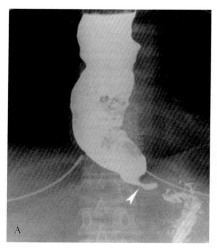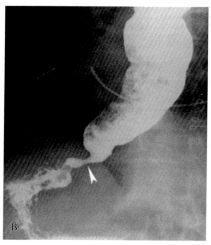

图4-14 贲门失弛缓症
A.食管中下段明显扩张、增宽；B.下段呈漏斗状狭窄，边缘光滑整齐，似鸟嘴状改变（白箭）

【鉴别诊断】 本病主要与食管下段浸润型癌相鉴别，后者狭窄段呈硬管状，走行不自然，管壁僵硬、蠕动减弱或消失，狭窄段内黏膜破坏、消失。

【特别提示】 贲门失弛缓症多因情绪激动或刺激性食物而加重，应用解痉药可缓解。

（四）食管裂孔疝

【病因病理及临床表现】　食管裂孔疝是指腹腔内脏器通过食管膈肌裂孔进入胸腔，胃是最常见的疝入脏器。临床症状包括胸骨后烧灼感及反酸、嗳气。

【诊断要点】　典型表现者，站立位X线平片示纵隔区囊状透亮影，其内伴气-液平面。食管钡剂检查时，直接征象为膈上疝囊。疝囊内可见粗而迂曲或呈颗粒状的胃黏膜经过扩大的裂孔与膈下胃黏膜皱襞相连（图4-15）。

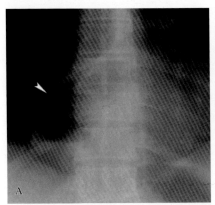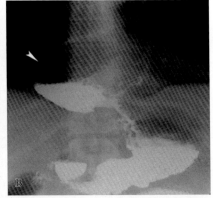

图4-15　食管裂孔疝

A.X线平片示纵隔阴影含气-液平面囊状透亮影（白箭）；B.食管造影见膈上疝囊（白箭），内可见粗而迂曲的胃黏膜皱襞

【鉴别诊断】　食管裂孔疝需与正常食管膈壶腹、膈上食管憩室及胃黏膜逆行脱垂入食管相鉴别。

【特别提示】　食管裂孔疝常并发反流性食管炎及交界段溃疡，检查时应注意有否合并存在。

（五）食管平滑肌瘤

【病因病理和临床表现】　食管平滑肌瘤起源于食管肌层，呈膨胀性生长，质地坚硬有包膜，表面光滑，少数可合并溃疡。患者可有吞咽困难、恶心、呕吐，呈间歇性发生。一般不影响进食，病程较长。

【诊断要点】

1.食管吞钡充盈像显示肿瘤为边缘光滑锐利的充盈缺损，一般呈类圆形，局部黏膜皱襞完整或变浅。

2.正位可见钡剂偏流或呈叉状分流，切线位表现向腔内突出的半圆形肿块。

3.钡剂黏附于肿瘤上下端时，可见"环形征"。

4.有时肿瘤表面可见大小、深浅不一的溃疡，偶见钙化（图4-16）。

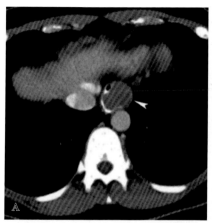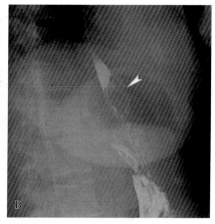

图4-16 食管平滑肌瘤

A.增强CT示食管下段轻度强化肿块（白箭），食管黏膜面尚光滑；B.食管造影示食管下段卵圆形充盈缺损（白箭），边缘光滑整齐，肿瘤周围钡剂环绕涂布，周围食管柔软

【鉴别诊断】 常需与食管癌及外在性压迹包括纵隔肿瘤、迷走血管及淋巴结肿大引起的压迫相鉴别。

【特别提示】 位于中纵隔内的肿物也可压迫甚至侵犯食管，形成类似本病的表现，CT增强检查可显示食管平滑肌瘤及纵隔肿瘤的不同特征，具有重要的诊断价值。

（六）食管癌

【病因病理及临床表现】　食管癌分为鳞癌、腺癌及未分化癌，多为鳞癌，中段癌发病率最高。早期食管癌是指累及黏膜及黏膜下层且无淋巴结转移。中晚期食管癌分为髓质型、蕈伞型、溃疡型和硬化型四种病理类型。临床症状包括进行性吞咽困难、胸背部疼痛、声音嘶哑等。

【诊断要点】

1.早期食管癌的 X 线特点（图 4-17A、B）

（1）病变局限时，不易观察，黏膜像具有一定价值。

（2）可表现为食管黏膜紊乱增粗、中断，黏膜表面出现浅小溃疡等。

2.中晚期食管癌的 X 线特点（图 4-17C，图 4-18）

（1）食管内见不规则肿块样充盈缺损，部分可见溃疡。

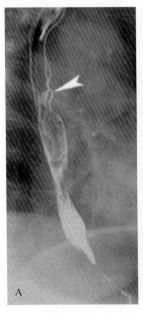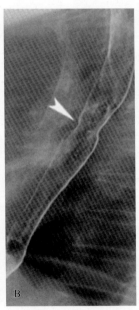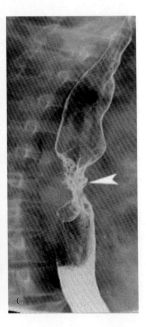

图 4-17　食管癌

A、B.早期食管癌（白箭）：食管中段局部黏膜增粗、紊乱，管壁稍僵硬，蠕动减弱；C.晚期食管癌（白箭）：食管中段黏膜皱襞破坏、中断，管腔明显环状狭窄，边缘不规则，呈虫蚀状改变，管壁僵硬，扩张受限，蠕动波消失

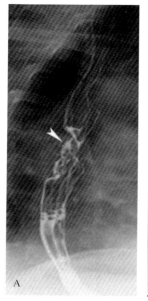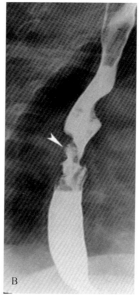

图4-18　溃疡型食管癌（白箭）

不规则长形龛影，其长径与食管的纵轴一致，龛影位于食管轮廓内，管腔中度狭窄

（2）管腔狭窄，大部分呈偏心性狭窄，边缘不规整。

（3）黏膜皱襞紊乱、中断、消失。

（4）管壁明显僵硬，扩张受限，蠕动波减弱或消失。

【鉴别诊断】 对于中晚期的食管癌，食管造影征象明显，诊断相对容易，而早期食管癌需要精细的检查及内镜检查验证。食管癌常需与以下疾病相鉴别：消化性食管炎、良性狭窄、食管静脉曲张等。

【特别提示】 为了解肿瘤的食管腔外部分与周围组织、邻近器官的关系及有无淋巴结转移，CT增强检查具有很大的价值。

二、胃病变

（一）胃扭转

【病因病理及临床表现】 胃扭转系指胃的部分或全部大小弯位置发生改变，可分为器官轴型、网膜轴型。临床症状有上腹绞痛、腹胀、恶心、呕吐等。

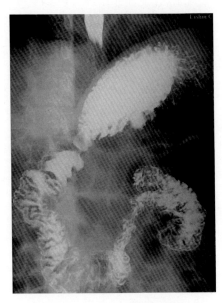

图4-19　器官轴型胃扭转

胃大弯位于上方，呈一较大的凸面向上弧形，且延续至右下，与球部、降部连成一体，胃窦位置升高

【诊断要点】

1.器官轴型：贲门与幽门连线为轴心，胃大弯翻向上，胃小弯则呈凹面向下（图4-19）。

2.网膜轴型：胃可绕成环形，顺时针扭转时胃窦位于胃体之后，逆时针扭转时则胃窦位于胃体之前。

【鉴别诊断】　胃扭转需与瀑布型胃相鉴别，后者有时可见两个液平面，胃窦低于胃底，贲门未见下移，胃小弯及胃大弯无换位。

【特别提示】　胃肠造影是诊断胃扭转主要方法，检查时以立位为准。

（二）胃溃疡

【病因病理和临床表现】　胃溃疡最易发生于胃体小弯侧。病理上为黏膜及黏膜下层的破坏，常深达肌层，形成壁龛，底部平坦，口部周围炎性改变呈山丘状隆起，似火山口。由于纤维组织增生，溃疡周围的黏膜皱襞以壁龛为中心呈放射状集中。若溃疡继续发展，可穿破浆膜层与邻近组织器官粘连形成穿透性溃疡。

【诊断要点】　龛影是诊断胃溃疡的直接征象。切线位观：龛影呈乳头状凸出于胃内侧壁轮廓之外，边缘规整。正位观：龛影表现为结节状、类圆形高密度影。

【鉴别诊断】　需鉴别良性溃疡与恶性溃疡（表4-1），应从龛影的形状、龛影口部的充钡状态及周围黏膜皱襞情况，邻近胃壁的柔软性与蠕动等方面综合分析。恶性溃疡常表现为形状不规则，位于胃轮廓内，周围胃壁僵硬、蠕动消失等。

表4-1 胃良性溃疡与恶性溃疡的X线鉴别诊断

鉴别要点	良性	恶性
龛影形状	呈圆形或椭圆形，边缘光滑	不规则，星芒状
龛影位置	胃腔外	胃腔内
龛影周围与口部	"项圈征""狭颈征"等，黏膜皱襞向龛影纠集	指压迹样充盈缺损，不规则环堤，皱襞中断、破坏
附近胃壁	柔软、有蠕动波	僵硬、蠕动消失、扩张差

【特别提示】 好发年龄、临床特点及典型X线表现，如腔外龛影、溃疡口部形态光整是诊断良性溃疡的关键。另外需警惕的是慢性胃溃疡发生恶变。

（三）胃癌

【病因病理和临床表现】 胃癌是消化系统最常见的恶性肿瘤之一，发病年龄多在40～60岁，以胃窦部小弯侧多见，贲门部次之。

1.早期胃癌是指癌组织仅累及黏膜层或黏膜下层，无论其大小或有无转移。

2.进展期胃癌是指癌组织已累及肌层或浆膜层，常有周围浸润或远处转移。

早期表现为上腹隐痛不适、食欲缺乏、恶心、呕吐，晚期则出现消化道出血、上腹部肿块、恶病质等。

【诊断要点】

1.早期胃癌的X线表现 常见较小的充盈缺损，邻近黏膜紊乱、增粗；胃小区和胃小沟破坏消失；形态杂乱的点片状影或表现为形态不规则的龛影，周围黏膜纠集且呈结节状增粗或中断。

2.中晚期胃癌的X线表现 与早期胃癌有许多共同特征，如黏膜皱襞破坏、充盈缺损、龛影等。由于已侵犯肌层及浆膜层，故其突出特点是病变部位胃腔狭窄和胃壁僵硬、蠕动波消失等。

不同类型的X线表现如下。

（1）蕈伞型（Borrmann Ⅰ型）：表现为凸入胃腔的充盈缺损，病灶轮廓不规则或呈分叶状，表面凹凸不平，形似菜花，周围黏膜中断或消失。

（2）溃疡型（Borrmann Ⅱ型）：龛影位于腔内，多数较浅而大，形态多不规则，具有特征性的"指压迹征"和"裂隙征"。龛影周围一圈不规则充盈缺损为"环堤"，"环堤"大小不一，高低不平，与正常胃壁界限清楚，近环堤处黏膜中断且有指压迹改变（图4-20）。

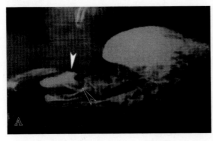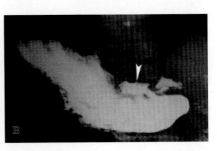

图4-20　胃角溃疡型胃癌

胃角见不规则龛影（白箭），龛影位于胃轮廓之内，周围见不规则"环堤"及"指压迹征"（黑箭）

（3）浸润溃疡型（Borrmann Ⅲ型）：溃疡大而浅，向周围胃壁浸润生长较显著。

（4）浸润型（Borrmann Ⅳ型）：早期呈局限性浸润，表现为局部黏膜异常增粗或消失，排列紊乱，胃壁僵硬，胃腔狭窄，蠕动波消失。气钡双重造影邻近正常胃壁与病变区形成明显对比。晚期病变侵犯胃的大部或全胃，整个或局部胃壁僵硬，无蠕动波，形如皮革，称为皮革胃（图4-21）。

（5）混合型：溃疡为主的病变常伴有增生、浸润等改变，蕈伞型虽以增生为主，但到后期常有溃疡形成，广泛浸润的皮革胃亦有增生颗粒及表浅溃疡，所以，各型之间有所区别，但互相之间常混合存在，不能截然分开。

3.不同部位胃癌的X线特点

（1）贲门癌：贲门癌易漏诊，应采用气钡双重造影。典型X线征象包括：贲门区肿块；钡剂通过贲门时受阻或分流；贲门区黏膜破坏、中断（图4-22）。

（2）胃窦癌：易发生于胃窦部的浸润型胃癌，常表现为胃窦狭窄，局部管壁僵硬，蠕动减弱或消失（图4-23），侵犯幽门者易导致幽门梗阻。

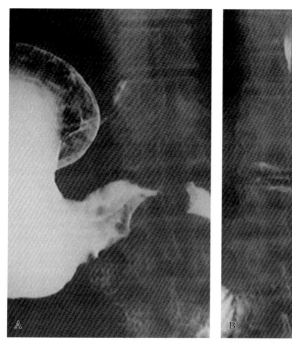
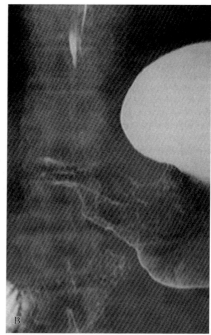

图4-21 浸润性胃癌

胃窦部缩小，胃壁僵硬，胃黏膜皱襞消失、破坏

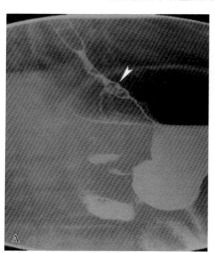
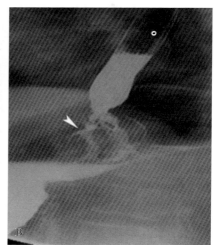

图4-22 贲门癌（白箭）

贲门区钡剂受阻、分流，贲门口黏膜破坏、中断，见结节状充盈缺损

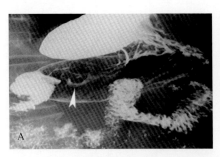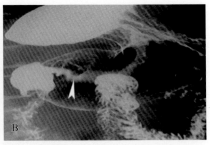

图4-23　胃窦癌（白箭）

胃窦部见不规则充盈缺损，表面呈多发结节状改变，局部黏膜破坏

【鉴别诊断】　进展期胃癌，具有各种不同典型征象的X线造影表现，一般较易诊断。蕈伞型胃癌应与息肉相鉴别；溃疡型胃癌不规则扁平溃疡与良性溃疡相鉴别；胃窦部的浸润性癌与肥厚性胃窦炎相鉴别；皮革胃与淋巴瘤相鉴别，后者胃腔不规则狭窄、变形，但管壁柔软，具有舒张伸展性。

【特别提示】　CT增强扫描对于肿瘤的分期、评价治疗效果与复查随访具有重要价值。明确诊断需结合胃镜检查及病理活检。

三、十二指肠病变

（一）十二指肠溃疡

【病因病理和临床表现】　十二指肠溃疡好发于青壮年男性，好发部位为球部，球部前壁最多，常呈圆形或椭圆形，直径多在4～12mm，其边缘有水肿、纤维组织增生，瘢痕收缩可致黏膜皱襞纠集，并可致狭窄、变形；愈合时，溃疡变浅、变小，可呈星状或欠规则。临床表现多为周期性节律性右上腹痛，进食后可缓解，常伴有反酸、嗳气、恶心、呕吐和黑粪等。

【诊断要点】

（1）龛影：是十二指肠溃疡的直接征象，正位时呈圆形或椭圆形钡斑，边缘大多光滑整齐，周围常有一圈整齐的透光带，或有放射状黏膜纠集。

（2）球部变形：是球部溃疡常见而重要的征象，因痉挛、瘢痕收缩形成。常表现为球部侧壁切迹样凹陷，亦可呈三叶状、山字形、花瓣状畸形（图4-24）。

（3）其他间接征象：包括溃疡周围黏膜纹理增粗、放射状纠集、激惹征、固定性压痛及反射性幽门痉挛等。

【鉴别诊断】 依据龛影与恒定的球部变形，诊断十二指肠溃疡并不困难。需与球部变形的愈合性溃疡、十二指肠炎及十二指肠恶性肿瘤等相鉴别。

【特别提示】 大部分十二指肠球部变形由溃疡所致，少数病变如胆囊肿大压迫球部、胆囊炎和胆管炎反射性引起球部痉挛、胃黏膜脱垂等，亦可产生球部变形，应结合临床病史识别。

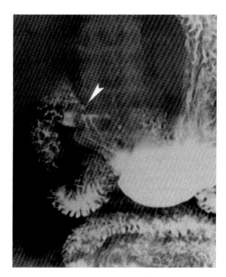

图4-24 十二指肠球部溃疡（白箭）

十二指肠球部变形，中心黏膜皱襞纠集，龛影不明显

（二）十二指肠憩室

【病因病理和临床表现】 十二指肠憩室多发生于降段内后壁，是黏膜、黏膜下层通过肠壁肌层薄弱处向肠腔外突出而形成的囊袋状结构。临床上多无明显症状，若合并憩室炎可引起糜烂、溃疡和出血。

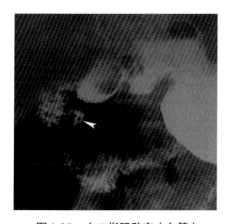

图4-25 十二指肠憩室（白箭）

十二脂肠降部见囊袋状突出影，黏膜纹理伸入其中

【诊断要点】

1.十二指肠憩室呈类圆形囊袋状突出影，颈部较狭窄，黏膜纹理伸入其内为特征性表现（图4-25）。

2.憩室大小不等，部分较大憩室立位时可见气-液平面。

【鉴别诊断】 十二指肠憩室需与溃疡相鉴别，后者常伴有狭窄痉挛，龛影内无黏膜皱襞等表现。

【特别提示】 十二指肠憩室轮廓不规则伴压痛、邻近十二指肠有激惹征象者应考虑合并憩室炎。

（三）肠系膜上动脉压迫综合征

【病因病理和临床表现】 肠系膜上动脉压迫综合征又称"十二指肠淤滞症"，是指食物或钡剂通过十二指肠的动力发生障碍，多见于中年体弱和瘦长体型者，女性多于男性。其主要原因为肠系膜上动脉与腹主动脉间夹角变小，引起十二指肠水平段受压，使受压部以上肠管扩张而出现淤积。临床特征为进食后上腹饱胀、恶心、呕吐，且呕吐物中常带有胆汁，改变体位可缓解或消失。

【诊断要点】

1.立位时钡剂通过十二指肠水平段受阻，受阻部位以上肠腔扩张，蠕动活跃亢进，可见逆蠕动波多次发生（图4-26）。

2.十二指肠水平段与上升段交界处有受压的纵行压迹，称为笔杆状压迹。

3.立位时钡剂通过受阻，患者可改变体位取俯卧或胸膝位，可使钡剂通过。

【鉴别诊断】 需与十二脂肠功能失调和动力障碍，以及器质性病变所致的梗阻相鉴别。

【特别提示】 诊断本病时应慎重，因正常瘦长体型的人也可出现十二指肠水平段钡剂暂时停留和少量逆蠕动，但无肠管扩张及胃排空延迟。

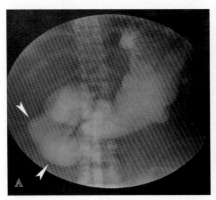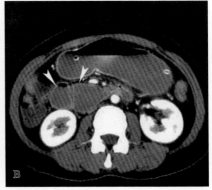

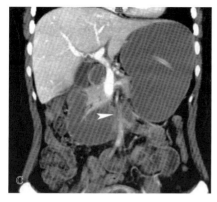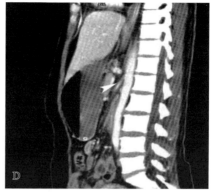

图4-26 肠系膜上动脉压迫综合征

A、B.十二指肠降部及水平部明显扩张（白箭）；C.CT冠状位显示一笔杆状压迹（白箭）；D.CT矢状位示系膜上动脉与腹主动脉间夹角狭小（白箭）

四、结直肠疾病

（一）先天性巨结肠

【病因病理及临床表现】 直肠或结肠肠壁肌层内神经节细胞缺如或减少所导致的疾病。病变部位通常位于直肠及乙状结肠远端，受累肠道无正常蠕动或呈持续痉挛状态，其近段肠管肥厚、扩张。

【诊断要点】

1.腹部平片可见低位性肠梗阻表现。

2.钡剂灌肠

（1）痉挛段表现为病变肠管持续收缩狭窄。

（2）扩张段位于痉挛段上端，肠腔扩大，其内可见增宽黏膜皱襞。

（3）移行段呈漏斗状，介于两者之间（图4-27）。

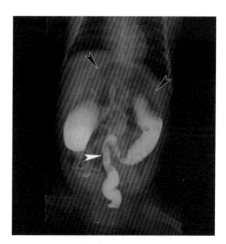

图4-27 先天性巨结肠

对比剂缓慢注入直肠及乙状结肠，乙状结肠部分狭窄（白箭），未见明显肠蠕动，横结肠及降结肠肠管扩张（黑箭）

【**鉴别诊断**】　先天性巨结肠需与以下疾病相鉴别：

1.特发性巨结肠发病晚，自2～3岁开始出现症状，钡剂灌肠示直结肠普遍扩张，无痉挛、移行段。

2.继发性巨结肠常因结肠梗阻、肛门区手术等所致。

【**特别提示**】　先天性巨结肠痉挛收缩段是原发病变，为X线检查时的重点显示部位。观察钡剂排空情况对诊断帮助很大，如24小时后仍有大量钡剂滞留于直肠、乙状结肠内，结合病史即可做出先天性巨结肠诊断。

（二）结直肠癌

【**病因病理和临床表现**】　结直肠癌是仅次于胃癌、食管癌的胃肠道恶性肿瘤，约70%发生于乙状结肠及直肠。早期结直肠癌多为隆起型；进展期结直肠癌可分为以下4型：增生型、浸润型、溃疡型及混合型。临床表现为食欲缺乏、消化不良、腹痛、腹胀、腹泻或便秘等，并伴有全身症状，如贫血、乏力、消瘦等。右半结肠癌以腹泻为主，左半结肠以便秘为主，便血是结肠癌的重要表现。

【**诊断要点**】　结肠癌X线改变

（1）增生型：结肠内不规则充盈缺损，常位于肠壁的一侧，黏膜皱襞破坏消失，管壁僵硬，局部结肠袋消失。

（2）浸润型：肠腔狭窄，狭窄可偏于一侧或环状狭窄，病变段与正常段分界常清晰，易形成肠梗阻（图4-28）。

（3）溃疡型：龛影形状多不规则，位于腔内，其周围常有结节状隆起。

【**鉴别诊断**】

1.良性肿瘤及息肉　结肠造影显示充盈缺损光滑整齐，黏膜规则，蠕动正常；而结肠癌充盈缺损不规则，黏膜皱襞破坏中断，且管壁僵硬。

2.回盲部肠结核　通常回肠

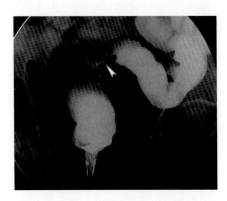

图4-28　乙状结肠癌（白箭）

乙状结肠局部狭窄，黏膜皱襞破坏，管壁僵直

末段与盲肠同时受累，盲肠、升结肠痉挛缩短，回盲部位置上移。

【特别提示】　X线检查以钡剂灌肠为主，CT增强扫描可以观察肠壁外侵犯及腹膜后、腹腔转移情况。

五、胃肠道急腹症

胃肠道急腹症多为消化道异物、胃肠穿孔、肠梗阻和肠套叠等，一般多采用X线检查，必要时配合造影检查。

（一）消化道异物

【病因病理和临床表现】　消化道异物多种多样，常见异物为鱼刺、鸡骨、鸭骨或脱落的义齿，亦可为误吞的小玩具、硬币（图4-29）及其他异物，常停留于生理狭窄处，如食管颈段。一般均有明确的病史，自觉有异物感、疼痛及吞咽困难等症状。若合并感染或穿孔，则出现一系列并发症表现，严重者可导致生命危险。

【诊断要点】

1. X线平片可显示不透光的异物，如硬币、义齿、较大的鸡鸭骨等。若摄片已明确异物存在，则无须行钡剂检查。

2. 钡剂检查

（1）用硫酸钡口服可显示异物的部位及形态，较小异物须细心及多体位观察才能发现。

（2）经仔细观察仍不能发现者，可于钡剂内加少许医用药棉吞服，此时可见含钡棉絮钩挂于异物部位而呈现挂棉现象。但此种检查不宜盲目施行，以免造成食管损伤及增加手术取出的难度。

（3）若异物并发穿孔，则可见钡剂外溢至周围组织间。

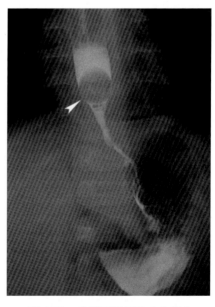

图4-29　食管下段异物（白箭）
临床提示幼儿吞服硬币，造影示食管下段类圆形充盈缺损

【鉴别诊断】 需与体外异物相鉴别，摄片时注意清除服装及体表异物。

【特别提示】 小型透X线异物摄片时不能显示，临床怀疑消化道异物，可首选CT检查。CT检查可以观察食管异物形态及管壁受损情况。

（二）胃肠道穿孔

【病因病理及临床表现】 胃肠穿孔时，胃肠道内气体由穿孔处逸出，进入腹膜腔，形成气腹。常见于溃疡病、肿瘤及外伤。临床症状包括腹痛，全腹压痛、反跳痛，肌紧张，发热，恶心，呕吐等。

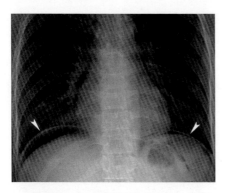

图4-30 双侧膈下游离气体，提示空腔脏器穿孔（白箭）

【诊断要点】 立位腹部平片或胸片通常表现为膈下游离气体（图4-30）。危重患者不能站立及坐起时，可以采用CT检查。

【鉴别诊断】 气腹并非都是胃肠道穿孔所致，如输卵管通液术、人工气腹及腹部手术后1周内的患者，同样也有气腹。

【特别提示】 少数患者有穿孔小、气体少或周围有粘连等原因，立位腹部平片或胸片可能无法显示气腹，故X线检查结果阴性，亦不能排除胃肠穿孔，可以进行CT检查。CT检查较X线检查敏感度增加，但仍可能无法发现较小穿孔。

（三）肠梗阻

【病因病理和临床表现】 肠内容物不能正常运行、顺利通过肠道，称为肠梗阻。肠梗阻可分为机械性肠梗阻、麻痹性肠梗阻及血运性肠梗阻三类，以机械性肠梗阻最为常见。常见的临床症状有停止排便、排气，腹痛、腹胀，恶心、呕吐。机械性肠梗阻早期肠鸣音亢进，可见肠型、腹部膨隆、压痛。麻痹性肠梗阻肠鸣音微弱。

【诊断要点】 腹部平片首先明确有无肠梗阻，再依据胀气肠管黏膜形态及其位置分布，从而判断梗阻的部位（高位与低位）、梗阻的程度（完全性或不完全性）。

（1）梗阻部位：依据胀气肠管的黏膜皱襞形态，可判断肠梗阻部位是在空肠、回肠或大肠。

1）高位小肠梗阻：梗阻部位在空肠或十二指肠，X线表现为胀气肠管内有环形皱襞影，多位于左中上腹部（图4-31）。十二指肠梗阻时，仅见其梗阻上方及胃内胀气。

2）低位小肠梗阻：梗阻在回肠，可见回肠胀气，肠内无皱襞影，还可见环形皱襞的空肠胀气（图4-32）。

3）结肠梗阻：梗阻部位以上的结肠胀气扩大，有半月状皱襞特征，同时可见部分回肠胀气（图4-33）。

（2）肠梗阻典型X线表现

1）"假肿瘤征"：由于闭袢内充满大量血液，在周围胀气扩大的肠曲衬托下有一软组织肿块影，位置固定。

2）"咖啡豆征"：即小肠显著扩大征，指一段小肠显著扩大，横径可达6cm以上或邻近肠曲横径1倍以上，如一个马蹄形，相邻的边缘靠紧，形似咖啡豆（图4-34）。

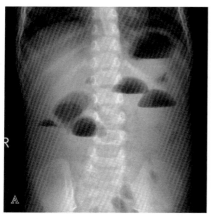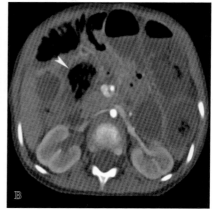

图4-31 A.高位小肠梗阻

A.X线表现中上腹部多发阶梯状气-液平面，胀气肠管内有环形皱襞影；B.腹部增强CT显示梗阻点位于空肠，内见团块状粪石影（白箭）

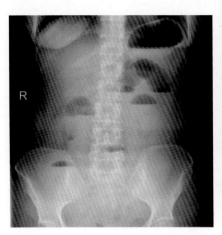

图4-32 低位小肠梗阻

梗阻在回肠中下段，左上腹扩张肠管内见环形皱襞，下方扩张肠管内无皱襞影

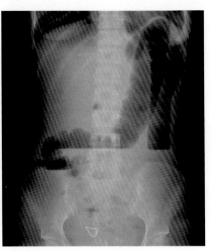

图4-33 结肠梗阻

横结肠及降结肠明显扩张伴宽大气-液平面；扩张肠管内可见半月状皱襞特征

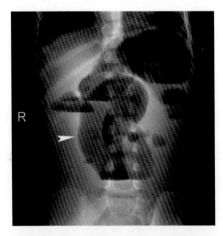

图4-34 "咖啡豆征"（白箭）

小肠梗阻，中腹部小肠显著扩张，相邻的边缘靠紧，形似咖啡豆

3）"小肠长液面征"：小肠内出现长液面，其上方气柱低扁，这是由于肠管内液体多，张力低而形成的。

4）"空回肠换位征"：见于肠扭转，其环状皱襞的空肠位于右下腹，而无皱襞的回肠位于左上腹。

5）小跨度蜷曲肠祥：数目不定的小肠闭祥胀气扩大且蜷曲显著呈"C"形，每段胀气肠曲不超过腹腔横径1/2。

【鉴别诊断】 肠梗阻的及时诊断很重要，需密切结合临床症状、体征及发病过程。

X线检查可以判断是否存在肠梗阻，了解肠梗阻的部位，以及分析梗阻原因，肠梗阻典型表现者，诊断不难。

【特别提示】 部分病例短时间内无法明确诊断，需短期复查以动态观察病变的进展。腹部平片一般难以诊断梗阻原因，CT增强检查对于病因的诊断具有重要价值。

（四）肠套叠

【病因病理和临床表现】 肠套叠是指肠管的一部分及其肠系膜套入邻近的肠腔内，并引起肠梗阻。肠管套入后由于套入部的肠系膜血管受压、肠管供血发生障碍，导致肠壁淤血、水肿和坏死。临床主要表现为阵发性腹痛、呕吐、果酱样血便和腹部包块。

【诊断要点】

（1）腹部平片：表现为肠梗阻征象，肠管内可见阶梯状气-液平面，早期腹部平片可为阴性。

（2）钡剂灌肠：可见灌入钡剂到套入部时呈杯口状梗阻，少量钡剂进入套入部与鞘部之间，形成袖套状淡薄钡剂，内有环状或弹簧状钡纹，此处扪诊可触及包块。上述杯口状梗阻及弹簧状钡纹是肠套叠的典型X线表现。有时少量钡剂可进入套入部的肠腔内，在弹簧状钡纹中央显示为一细条钡影，向前延伸。

（3）空气灌肠：在气体的对比下，显示套入部为圆柱形或球形的软组织肿块影。空气灌肠用于肠套叠，不仅可以明确诊断，在空气灌肠过程中维持一定压力，并用适当手法，可使套入部退回而复位，达到治疗的目的（图4-35）。

【鉴别诊断】 肠套叠的影像学表现具有特征性。本病需与急性坏死肠炎、蛔虫性肠梗阻、细菌性痢疾等相鉴别。

【特别提示】 超声检查无须特殊准备，无辐射，方法简便，诊断准确率高，是肠套叠的首选检查方法。

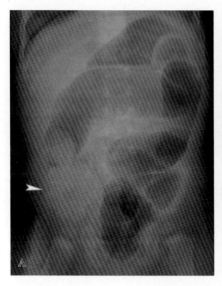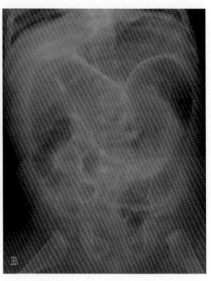

图4-35 肠套叠空气整复

经肛管注入空气，见气体依次进入直肠、乙状结肠、降结肠、横结肠及升结肠，至升结肠受阻，并见软组织肿块（白箭），继续加压后软组织肿块向回盲部移动，至回肠末段后缓慢消失，部分气体进入末段回肠

第四节 消化系统常见疾病的鉴别诊断

表4-2 食管癌与良性狭窄的鉴别

疾病名称	临床特点	X线特征
先天性狭窄	病史长，病变范围不随时间改变	病变范围，黏膜皱襞存在，轮廓光滑整齐，病变区与非病变区有明确分界
炎症或瘢痕性狭窄	病史较长，有吞腐蚀性物病史，具有重要诊断价值	病变较长、边缘较整齐，病变区与正常区分界不明确，轻者黏膜皱襞粗糙紊乱，重者消失
食管癌	病史短、呈渐进性加重	病变范围较局限，边缘不整齐，病变区与正常区有明确分界，黏膜皱襞破坏、连续性中断

4-3 食管下端癌与贲门失弛缓症的鉴别

疾病名称	临床特点	X线特征
食管下端癌	多见于50～60岁，病程短，以月计，逐渐加重	早期轮廓可整齐，随病情进展逐渐不整齐，管壁僵硬、黏膜皱襞破坏或消失，出现持续性轻或中度梗阻，如出现贲门部肿块可明确诊断
贲门失弛缓症	多见于青壮年长，以年计，病程呈间歇性	轮廓整齐，黏膜皱襞柔软、完整，间歇性明显扩张，没有贲门部肿块

4-4 胃内肿瘤的鉴别

疾病名称	临床特点	X线特征
胃癌	好发于40～60岁，胃窦、小弯侧及贲门多见。临床症状上腹痛不易缓解	肿块呈分叶状且较大，常有溃疡形成，胃壁蠕动差、管壁僵硬，黏膜皱襞破坏、消失，形成"半月"综合征
腺瘤	发生于各年龄段，多无症状，位于胃窦胃体大小弯	病灶呈圆形、椭圆形，黏膜光滑，管壁无僵硬，腔内圆形光整充盈缺损
间质瘤	好发中老年人，可向腔内、腔外同时生长，多无梗阻症状，多因消化道出血就诊	肿块边界清楚，黏膜无明显破坏，腔内充盈缺损与胃壁分界清楚
平滑肌瘤	位于贲门且累及胃食管连接部多见，临床无明显症状，多偶然发现	较大且光滑，有时见溃疡黏膜完整，边缘清楚，胃壁蠕动存在
淋巴瘤	位于胃底，胃体大弯侧，主要临床表现腹痛、恶心、呕吐、消瘦、发热等	多个肿块、可有溃疡，盘状隆起，黏膜桥形皱襞，也有增粗、扭曲，管壁僵硬较轻

4-5 胃良、恶性溃疡的鉴别

	良性溃疡	恶性溃疡
龛影形状	圆形或椭圆形，边缘光滑整齐	不规则，扁平，有多个尖角
龛影位置	突出于胃轮廓外	位于胃轮廓之内
龛影周围和口部	黏膜水肿的表现，如黏膜线、项圈征、狭颈征等；黏膜皱襞向龛影集中、直达龛影口部	不规则的环堤、指压痕、裂隙征、黏膜皱襞中断、破坏
附近胃壁	柔软，有蠕动	僵硬，峭直，蠕动消失

4-6 肠结核、克罗恩病和溃疡性结肠炎的鉴别

疾病名称	临床特点	X线特征
肠结核	青壮年多见，分布于回盲部，血便少见，环形溃疡，回盲瓣易受累，干酪性肉芽肿形成	溃疡型肠结核，钡剂于病变肠段呈现激惹征象，排空快、充盈不佳，而在病变的上、下肠段则钡剂充盈良好，形成X线钡影跳跃征象，黏膜皱襞粗乱、肠壁边缘不规则；后期肠腔变窄、肠段缩短变形；并发肠梗阻时，应慎重钡剂检查
克罗恩病	多见于年轻人，病变分布于回肠末段和右半结肠，血便多见，纵行或匍行溃疡，节段性全壁炎、鹅卵石样改变	裂隙状溃疡形成线样龛，多位于肠系膜侧；"卵石征"，肠管非对称性狭窄，病变节段性分布，呈跳跃性，形成窦道和瘘管时钡剂可外溢至其他组织器官
溃疡性结肠炎	多见于30～40岁，直肠、乙状结肠受累多见，也可累及回肠末段，病变连续，脓血便，溃疡浅，黏膜弥漫性充血水肿	早期造影黏膜水肿、模糊、粗糙；随病情进展，管壁边缘锯齿状或毛刺状改变，伴多发小充盈缺损；有时溃疡在黏膜下相互贯通形成"双轨征"；病变后期呈铅管样改变

参 考 文 献

陈九如，陆军，杨庆康，1988. 食管胃连接（贲门区）的双对比检查 [J]. 临床放射学杂志，（3）：125-128，171.

陈克敏，王恭宪，陈星荣，等，1989. 大肠镜检查后的结肠双对比造影 [J]. 中华放射学杂志，23（6）：369-370.

陈星荣，陈克敏. 双对比造影的成像原理 [J]. 临床放射学杂志，（3）：124-129.

郭俊渊，1975. 消化系X线诊断学基础 [M]. 2版. 北京：人民卫生出版社，1988.

郭启勇，2007. 实用放射学 [M]. 3版. 北京：人民卫生出版社.

韩萍，于春水，2019. 医学影像诊断学 [M]. 4版. 北京：人民卫生出版社.

黄国俊，吴英恺，1990. 食管癌和贲门癌 [M]. 上海：上海科学技术出版社.

江浩等，奚顺来，1992. 早期胃癌（64例）[J]. 中华消化杂志，12（3）：177-178.

金征宇，龚启勇，2015. 医学影像学 [M]. 3版. 北京：人民卫生出版社.

刘赓年，谢敬霞，等，1982. 关于胃部溃疡性病变的X线鉴别诊断 [J]. 中华消化杂志，2：134.

尚克中,1994. 胃肠道双对比造影表现的鉴别和解释［J］. 中华放射学杂志,28（3）: 201-203.

尚克中, 陈九如, 1995. 胃肠道造影原理与诊断［M］. 上海: 上海科学技术文献出版社.

尚克中, 程英升, 2011. 中华影像医学——胃肠道卷［M］. 2版. 北京: 人民卫生出版社.

苏济豪, 田志山, 韩景芳, 1975. 早期食管癌的X线研究（附100例分析）［J］. 中华医学杂志, 55（8）: 573-575.

吴恩惠, 1984. 放射诊断学［M］. 2版. 北京: 人民卫生出版社.

Anderson W, Harthill JE, James WB, et al, 1980. Barium sulphate preparations for use in double contrast examination of the upper gastrointesstinal tract［J］. Brit J Radiol, 53（636）: 1150-1159.

James EAJ, Haberman WL, 1980. Introduction to Fluid Mechanics［M］. 2nd ed. New Jersey: Prentice-Hall: 282-302.

Miller RE, Skucas J, 1977. Radiographic contras agents［M］. Uriversity Park Press Baltimore: 118.

Shang KZ, Zou Z, Yu XA, 1985. Image formation in double-contrast roentgeno raphy of the GI fract experimental and theoretical observation and practical implications［J］. Chin Med J, 98（6）: 391-400.

第5章

泌尿生殖系统

第一节 泌尿生殖系统的正常X线表现

一、肾

（一）腹部X线平片

腹部X线平片（plain film of kidney-ureter-bladder）常简称KUB。KUB上可观察肾的大小、形状和位置，并可显示泌尿系统结石和钙化；而输尿管、膀胱和尿道与周围组织结构之间缺乏自然对比，难以显示。

1.前后位，双肾为豆形，呈八字状位于脊柱两侧，正常肾轮廓边缘光滑，密度均匀（图5-1A）。

2.正常成人肾长径12～13cm，宽径5～6cm，其长径约相当于3个腰椎与2个椎间隙高径之和。其上缘约在T_{12}上缘，下缘在L_3下缘水平。一般右肾较左肾低1～2cm。

3.肾轴自内上行向外下，其延长线与脊柱纵轴形成一定的角度称倾斜角或肾脊角，正常为15°～25°。

4.肾有一定的移动度，但不超过一个椎体的高度。

5.侧位，肾影与脊柱重叠，肾上极比下极稍偏后。

（二）尿路造影

尿路造影主要用于观察肾盏、肾盂、输尿管及膀胱，包括静脉肾盂造影及逆行肾盂造影。

1.静脉肾盂造影（intravenous pyelography，IVP） 又称排泄性尿路造影，除能显示泌尿系统，如肾盏、肾盂、输尿管及膀胱，还可显示肾实质及双肾分泌功能。开始注射对比剂后1～2分钟正常肾实质显影，2～3分钟后肾盏、肾盂开始显影，15～30分钟时肾盏、肾盂显影最浓。

如果肾功能不良，则显影延迟，密度较低，严重时可不显影。

（1）肾实质：密度均匀，但不能分辨肾皮质与髓质。

（2）肾盏：包括肾小盏和肾大盏（图5-1B）。正常肾大盏和肾小盏的形状和数目变异较多，可粗短或细长，两侧肾盏的形状、数目亦常不同。

（3）肾小盏：分为体部及穹窿部。①体部：较窄，又称为漏斗部，是与肾大盏相连的短管。②穹窿部：其顶端由于肾乳头的突入而呈杯口状凹陷，边缘整齐，杯口的两缘为尖锐的小盏穹窿。

（4）肾大盏：边缘光滑整齐，呈长管状，可分三部。①顶端或尖部，与数个肾小盏相连；②峡部或颈部，即为长管状部；③基底部，与肾盂相连。

（5）肾盂：正常肾盂适宜显影时间是注入对比剂后15～30分钟。肾盂上连肾大盏，下连输尿管，其大部分位于肾窦内（图5-1C）。肾盂形态差异较大，多呈三角形，上缘隆凸，下缘微凹，边缘光滑整齐。亦有较大变异，可呈壶腹状或分支状：壶腹状肾盂直接与肾小盏相连而没有肾大盏，勿认为肾盂扩大；分枝状肾盂则几乎被两壶腹状肾盂即长形肾大盏所代替。肾盏和肾盂均有蠕动，有时其边缘可见暂时性凹陷或狭窄，为蠕动波形成所致。

2.逆行肾盂造影 与静脉肾盂造影不同，不能显示肾实质，而肾盏、肾盂、输尿管及膀胱的显示情况基本相同。逆行肾盂造影常用于不宜做静脉肾盂造影或显影不良者，有急性尿路感染和尿道狭窄者禁用。若注射压力过高会造成对比剂逆行进入肾盂肾盏以外的区域，肾盂回流或反流。

肾盂回流包括穹窿回流和肾小管回流。穹窿回流包括3种：①肾盂肾窦回流，肾小盏穹窿部撕裂，对比剂回流入肾窦，或沿肾盏及肾旁组织到达输尿管周围；②肾盏血管周围回流：即静脉周围回流，对比剂沿静脉周围间隙散布，表现为自穹窿向外走行的拱门状细条状影；③肾盂淋巴管回流：对比剂进入淋巴管，表现为肾间质线条状致密影。

小管回流为对比剂自肾盂肾盏进入乳头小管并向收集系统扩散，表现为由肾小盏中心向皮质方向散布的放射状致密影。

二、输尿管

静脉注入对比剂后30分钟，当肾盏、肾盂显影满意后，去除腹部压迫带，双侧输尿管即充盈对比剂（图5-1C）。输尿管全长25～30cm，上端与肾盂相连，下端与膀胱相连，可分为三段，即腹段、盆段和壁内段输尿管。腹段输尿管多在L$_2$水平起于肾盂，在腹膜后沿脊椎旁向前下行，入盆腔后，多在骶髂关节内侧走行，越过骨盆后续为盆段输

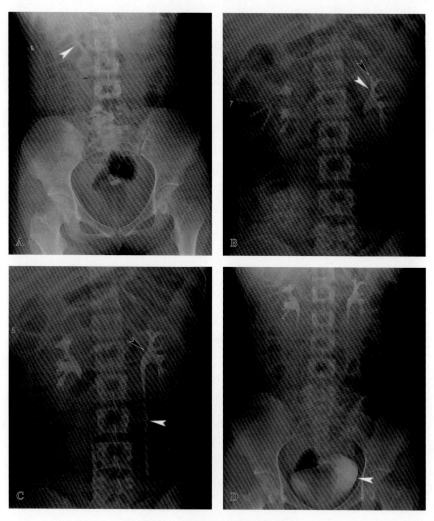

图5-1　正常泌尿系统X线表现

A.仰卧前后位，双侧肾区（白箭）；B.静脉肾盂造影7分钟：肾小盏（黑箭），肾大盏（白箭）；C.静脉肾盂造影15分钟：肾盂（黑箭），输尿管（白箭）；D.静脉肾盂造影30分钟：膀胱（白箭）

尿管，先弯向外下，再斜行进入膀胱。壁内段长约1.5cm，由外上向内下斜行穿越膀胱壁。输尿管有3个生理狭窄区，即与肾盂连接处、越过髂血管处、膀胱壁内段。输尿管宽度常因蠕动而有较大变化，边缘光滑整齐有柔和感，也可有折曲。输尿管具有节律性蠕动，故可呈节段显影。

三、膀胱

膀胱的正常容量为350～500ml，形状、大小取决于充盈程度及相邻结构对膀胱的推压。充盈较满的膀胱呈圆形、类圆形，横置于耻骨联合之上，其下缘多与耻骨上缘相平。边缘光滑整齐、密度均匀一致（图5-1D）。膀胱顶部可以略凹，是乙状结肠或子宫压迫所致。若膀胱未充满或在收缩状态，其粗条状黏膜皱襞可使边缘不整齐呈波浪状或锯齿状。膀胱和尿道相连处称膀胱颈，呈鸟嘴样突出，一般不显示。

四、尿道

男性尿道自膀胱颈部的尿道口至尿道外口，长16～22cm，可分为阴茎部（海绵体部）、球部、膜部和前列腺部。临床上把前列腺部和膜部称后尿道。前尿道自尿道口起，至球部止，长约15cm，前尿道的两端膨大，一个位于尿道口，称舟状窝，一个位于尿道球部。后尿道较窄，自尿道膜部起，至膀胱颈部为止，自外而内分为膜部和前列腺部，长约4cm。膜部有外括约肌围绕，为尿道最窄处。逆行造影时，因括约肌收缩，后尿道常充盈不良，表现为细线状影，切勿诊为狭窄。

五、女性生殖系统

女性生殖系统，与周围结构缺乏自然对比，不能显示，需引入对比剂后行子宫输卵管造影。子宫输卵管造影是通过导管向子宫腔及输卵管注入对比剂，X线下透视及摄片，根据对比剂在输卵管及盆腔内的显影情况了解输卵管是否通畅、阻塞的部位及子宫腔的大小形态。该检查损伤小，刺激性小，能对输卵管阻塞做出准确诊断，且有一定的治疗作用。

1.目前国内外均使用碘对比剂，分油溶性与水溶性两种。

（1）碘油（40%碘化油）密度大，显影效果好，过敏少，但检查时间长，吸收慢，易引起异物反应，形成肉芽肿或形成油栓。

（2）碘水（76%泛影葡胺液、碘海醇）吸收，刺激性小，不产生异物反应，逆流入淋巴系统和血管的概率小，逆入后不良反应小，不必做特殊处理。碘水显示子宫、输卵管细微结构明显优于碘油，有利于发现较小病变。

2.摄片要求：①子宫显示完全，对比剂刚进入双侧输卵管；②输卵管完全显影；③对比剂刚刚进入腹腔；④对比剂弥散至盆腔。

3.正常输卵管造影表现：造影片上，子宫颈管狭长，略呈细梭形。宫腔呈倒三角形，宫腔密度均匀，腔壁光滑。两侧输卵管由子宫角向外下走行，管腔纤细，呈纤曲柔软的线状影。输卵管在子宫壁的部分称间质部；近子宫部分细直，为峡部；远端粗大，为壶腹部；壶腹部末端漏斗状扩大，为伞端。通常输卵管呈水平走行或稍向下行至壶腹部时又稍向上行或在子宫体部两侧弯曲绕行，从内到外，由细到粗，自然柔软（图5-2）。

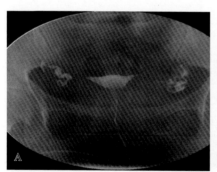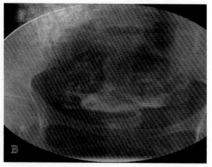

图5-2 正常子宫输卵管造影表现

A.注入碘海醇后，子宫显影，呈倒三角形，两侧输卵管由子宫角向外下走行，呈纤曲柔软的线状影；B.20分钟摄片，输卵管对比剂全部排入盆腔，呈弧片状高密度影

六、男性生殖系统

对于男性生殖系统疾病，主要影像学检查技术是超声、CT和MRI；而X线检查，很少涉及，因此本节不再叙述。

第二节 泌尿生殖系统基本病变的X线表现

一、肾影大小和轮廓异常

肾影改变包括肾影增大或缩小，轮廓改变主要为局部膨出或凹陷，可为先天性或后天性病变，如肾本身因素、肾周病变或先天性因素等。

X线特点如下。

1.肾影增大 多见于重复肾、多囊肾、肾肿瘤、囊肿、感染性病变、肾周血肿、尿路梗阻积水等。

2.肾影缩小 主要见于先天性肾发育不全，梗阻性肾萎缩、慢性肾盂肾炎萎缩、肾结核和肾缺血性萎缩等。

3.肾轮廓局限性膨出 多见于肾肿瘤、囊肿、脓肿、血肿等，而肾轮廓局限性凹陷，多见于慢性肾盂肾炎，也见于肾梗死、结核等。

二、肾区、输尿管及膀胱区高密度影

肾区、输尿管及膀胱区高密度影多为结石所致，也可见于肾结核、肾细胞癌、肾囊肿和动脉瘤等。不同钙化形态具有特异性的形态特点：如鹿角状钙化，多为肾盂、肾盏结石的表现特征；肾结核钙化多表现为沙粒状、斑点状，甚至全肾钙化（肾自截）；肾细胞癌钙化多为斑点状、斑块或弧线状；肾囊肿钙化亦常为弧线状；肾动脉瘤钙化多为环状、弧线状；输尿管结核钙化，可呈节段性条状或双轨道状；膀胱肿瘤钙化，可见斑点、絮状或线状高密度钙化影。

三、显影异常

显影异常，仅在静脉肾盂造影时显示，包括肾实质显影异常、肾盏肾盂显影异常，常为显影浅淡、显影延迟和不显影。开始注射对比剂后1～2分钟正常肾实质显影，2～3分钟后肾盏、肾盂开始显影，15～30分钟时肾盏、肾盂显影最浓。若2小时后仍未显影即可认为不显影。除饮水过多和技术性因素（如输尿管压迫不良、对比剂量过低等）外，常见于肾分泌、浓缩功能异常及肾后性梗阻病变。

1.肾显影密度减低可见于肾功能减退、尿毒症、尿路梗阻，以及肾

实质病变（如肾梗死）、感染性病变（如肾结核、肾脓肿）等。

2.肾实质、肾肾盂肾盏不显影可见于肾肿瘤、重度肾积水、肾动脉栓塞、肾静脉栓塞、感染性病变（如肾结核、肾脓肿）等。

四、肾盂和输尿管数目和位置异常

肾盂和输尿管数目和位置异常多为先天性发育异常，如同一侧显示两套肾盂和输尿管，常为肾盂输尿管重复畸形所致，其他包括异位肾、先天性孤立肾等。

五、肾盏肾盂受压变形

肾盏肾盂受压变形多为肾内病变所致，正常肾盂肾盏受到病变的压迫而产生的变形，如肾囊肿、肿瘤、血肿和脓肿等，受压有程度的不同，变形形状各异。此外，较大的肾周病变，如肾上腺肿瘤，肾周血肿或脓肿也可间接压迫肾盂、肾盏，使之移位、变形。

六、肾盂、肾盏破坏

肾盂、肾盏破坏表现为肾盏、肾盂边缘不规则或正常结构完全消失，主要见于肾结核、肾盂癌、侵犯肾盏肾盂的肾细胞癌、黄色肉芽肿性肾盂肾炎等。

1.肾盂肿瘤不仅造成肾盂、肾盏内充盈缺损，早期则表现为肾盂、肾盏的破坏。

2.肾实质肿瘤，如肾癌早期多造成肾盂、肾盏压迫变形，继之可侵犯肾盂、肾盏造成破坏，形成肾盂、肾盏内充盈缺损影。

3.肾结核之肾盏破坏开始为肾小盏杯口鼠咬状改变，继之肾盂肾盏广泛破坏形成空洞。

4.局限性黄色肉芽肿性肾盂肾炎也可发生肾盂、肾盏的破坏性改变。

七、肾盂、肾盏、输尿管及膀胱充盈缺损

造影时病变区无对比剂充盈，为肾盂、肾盏、输尿管及膀胱病变突入腔内或腔内病变所致，造成充盈缺损性改变。主要病变为肿瘤、结石、血块等，也可为气泡。其中，血块、气泡所产生的充盈缺损，其位

置、形态在短时间内复查易发生变化；而肿瘤引起的充盈缺损位置固定不变，肾盂、肾盏常并有破坏改变，发生于输尿管或膀胱的肿瘤可致邻近管壁或膀胱壁呈僵硬改变；泌尿系结石对照X线平片，多容易确定。

八、肾盏、肾盂及输尿管扩张和积水

静脉肾盂造影显示肾盏杯口平直或消失，肾盂扩大，输尿管径增宽；膀胱呈不规则形、塔形扩张。病因可为梗阻性或非梗阻性，梗阻性常见于结石、肿瘤、炎性病变等。此外，一些先天性病变如输尿管囊肿、尿道瓣膜等也可造成尿路扩张积水改变。非梗阻性常见于先天性巨肾盂、巨输尿管和巨膀胱及神经源性膀胱等。

九、子宫输卵管造影异常

1.宫腔异常　大小和（或）形态改变，边缘光整，常为子宫先天性发育异常；宫腔变形，边缘不光整，常见于炎性病变；宫腔内充盈缺损，常见于黏膜下肌瘤或息肉。

2.输卵管异常　输卵管扩张、狭窄、僵硬、毛糙，常见于结核或非特异性炎症。

3.盆腔对比剂弥散异常　对比剂于盆腔内呈斑片状、团片状聚集改变，多见于结核或非特异性炎症。

第三节　泌尿生殖系统常见疾病的X线诊断

一、泌尿系统先天性发育异常

泌尿系统先天性发育异常的类型繁多且较为多见，在普通人群中的发病率约10%。泌尿系统先天性发育异常包括肾、肾盂、输尿管、膀胱及尿道的先天性发育异常。患者可无临床症状，若合并并发症如结石、感染、膀胱输尿管反流、泌尿系扩张积水等则会产生相应的临床症状。

（一）肾先天性发育异常

肾是泌尿系统先天性发育异常常见的部位，包括肾数目、位置、形态和大小异常。

● 肾数目异常

肾数目异常以肾缺如常见，为肾完全未发育，即先天性无肾。双侧者难以存活，出生后短期死亡，临床上肾缺如均为单侧性，即仅有一侧肾，亦称孤立肾。

【病因病理和临床表现】　肾数目异常是胚胎发育过程中输尿管芽穿过后肾中胚层时失败所致。为了担负缺如侧肾功能，孤立肾发生代偿性增生、肥大，常伴有异位及旋转不良等先天性异常。无肾侧输尿管多未发育，或仅于下端有一小段输尿管盲端；病侧肾动脉多完全缺如。一般无任何临床症状，多为偶尔检查发现。

【诊断要点】
1.X线平片可见一侧肾影缺如，对侧肾影相对增大。
2.静脉肾盂造影时，病侧无肾和无肾盂、肾盏显示，对侧肾代偿性增大。
3.逆行性尿路造影，缺如的输尿管呈盲端，且管径较正常为细。
4.血管造影，可见缺如侧无肾动脉发出。

【鉴别诊断】　孤立性肾应与异位肾、先天性肾发育不良及手术后肾缺如相鉴别。

【特别提示】　静脉肾盂造影、CT有助于孤立性肾、异位肾、先天性肾发育不全的鉴别。

● 肾位置异常

肾位置异常即异位肾，主要包括单纯异位肾和游走肾。以下主要介绍单纯异位肾。

【病因病理和临床表现】　单纯异位肾为肾发育过程中未上升、上升不足或过度上升所致，可为单侧、双侧或交叉性。异位肾常有形态上改变，大多较正常为小，常伴旋转不良。单纯异位肾又分低异位肾和高异位肾两类：低异位肾常发生部位有盆腔、髂窝、下腹等，分别称为盆肾、髂肾、腹肾；肾过分上升则形成高异位肾，包括膈下肾、胸肾，胸肾极为罕见，多发于左侧。临床上，单纯异位肾可无任何症状，可表现为腹部及盆腔肿块，如并发结石、感染，则可出现相应的临床症状和体征。

【诊断要点】

1. X线片上病侧肾区无肾影。低位异位肾可见下腹或盆腔软组织肿块影。

2. 静脉肾盂造影，可见肾盂、肾盏及输尿管显影，但位置异常，多伴肾旋转异常。

3. 腹主动脉及肾动脉造影可显示异位肾的异常血供，可有多支肾动脉供血，有确诊价值。

【鉴别诊断】

1. 低位的异位肾主要与肾下垂及游走肾相鉴别。

2. 肾下垂是肾支持结构松弛所致，肾下垂的输尿管长度正常，一般不伴有肾旋转异常，多发生于瘦弱患者。

3. 游走肾位于腹腔内，造影检查时，当变化体位时，游走肾在各方向上均有明显的活动度。

【特别提示】 异位肾的输尿管过长或过短，与肾下垂及游走肾不同。胸腔及盆腔异位肾要与肿瘤相鉴别，尿路造影或增强CT一般能做出诊断。

● 肾旋转异常

肾旋转异常较为常见。

【病因病理和临床表现】 在胚胎发育中，肾自盆腔升至腰部并同时发生旋转，至肾盂肾门指向前内方，若发生误差则可产生肾旋转异常。最常见的是肾沿长轴的旋转异常，若旋转不全——肾盂指向前面，旋转过度——肾盂指向后面，肾盂、肾盏均失去其正常形态。影响肾正常旋转的因素颇多，血管畸形是很重要的因素，肾旋转不全常伴有肾血管畸形。临床上，一般无症状，但也可因肾盂积水、结石和感染等，而出现相应临床症状、体征。

【诊断要点】 静脉肾盂造影是主要的诊断方法，主要征象如下所述。

1. 肾盏转至肾盂内侧，肾盏指向前、后或内侧，且部分或大部分互相重叠，甚至反向排列。

2. 肾盂影显示较长，有时可见肾盂输尿管有血管压迹征象。

3. 输尿管开口于肾盂较高处，输尿管上段或中上段有不同程度外移。

● 肾形态异常

肾形态异常包括融合肾、分叶肾、驼峰肾和肾柱排列异常。

Ⅰ.融合肾

【病因病理和临床表现】 肾融合发生在胚胎30天前，两个肾原胚基早期融合，这类畸形很多，以马蹄肾最为常见。两肾下极或上极相互融合，以下极融合多见。融合部称为峡部，多为肾实质，少数为纤维组织相连。马蹄肾位置一般较低，多位于脊椎前面，因旋转不良，两侧肾盂向前方，峡部在脊椎、腹主动脉前。融合肾多见于男性，可无症状，偶可有泌尿系梗阻、感染表现。

【诊断要点】

1. X 线平片　两肾低位，长轴略平行或斜向内侧；下极分界不清，过分靠近脊柱；双侧腰大肌影不清。

2. 静脉肾盂造影　①肾低位，两肾下肾盏距离缩短，上肾盏距离增大；②两肾盂肾盏旋转不良（图5-3）。

【鉴别诊断】 马蹄肾的特征是两侧肾上极或下极相连，且多为下极

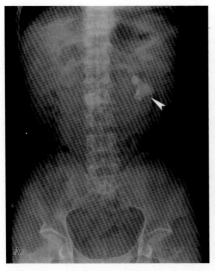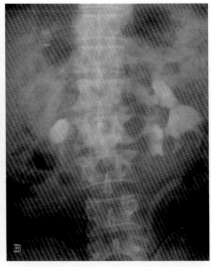

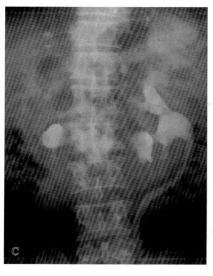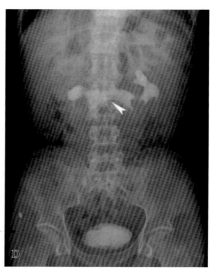

图5-3　马蹄肾静脉肾盂造影X线表现

A.腹部平片示左肾结石（白箭）；B～D.静脉肾盂造影7分钟、15分钟、30分钟摄片示肾低位，两肾下肾盏距离缩短（白箭），上肾盏距离增大，两肾盂肾盏旋转不良

相连。

【特别提示】　尿路造影可发现相关的异常表现，而CT和MRI检查能直接显示典型征象，易于诊断。

Ⅱ.分叶肾、驼峰肾和肾柱排列异常

【病因病理和临床表现】　分叶肾、驼峰肾和肾柱排列异常均为肾形态的正常变异，多无临床症状。分叶肾发生率高，其为胚胎时肾叶融合不完全，肾表面有浅沟所致。驼峰肾为肾表面局限性隆突，状似骆驼。肾柱排列异常，指肾皮质柱即Bertin柱肥大及卷曲畸形。

【诊断要点】　X线不能显示异常，CT或MRI检查具有诊断价值。

（二）肾盂输尿管先天性异常

● 肾盂输尿管重复畸形

【病因病理和临床表现】　肾盂输尿管重复畸形即重复肾，较为常见，为一个肾分为上下两部分，各有一套肾盂和输尿管。肾盂输尿管重复畸形可双侧发生。常见原因：有两个独立的输尿管芽；输尿管芽过早分为两支；按发生原因及输尿管芽分叉点的高低引起部分或完全重复畸形。上、下两部分多不相等，上段肾体多较小，下段一般较大，多数肾实质仍融合为一体，表面可有一浅沟。重复的输尿管向下走行时可相互汇合；也可分别汇入膀胱，其中与下方肾盂相连的输尿管膀胱开口位置正常，而与上方肾盂相连的输尿管常为异位开口。患者常见慢性发热，尿痛等尿路感染症状，如有输尿管异位开口，则多有肾盂输尿管积水或漏尿现象。

【诊断要点】 X线平片无特殊发现。静脉肾盂造影是确诊本病的主要检查方法（图5-4）。

1.造影显示同一侧肾区有两套肾盂、肾盏及输尿管，并可见两支输尿管汇合或分别进入膀胱及开口在其他位置。

2.下肾盂近似正常，但肾盏数目减少，位置偏低；上肾盏多萎缩变小。

3.造影可显示上肾盂积水，同时压迫下肾盂肾盏。

【鉴别诊断】 静脉肾盂造影可显示肾盂输尿管重复畸形，征象明确，不难诊断。

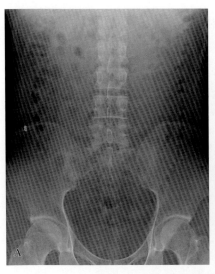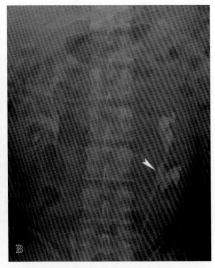

图5-4 肾盂输尿管重复畸形静脉肾盂造影表现

A.腹部平片未见明显异常征象；B.静脉肾盂造影7分钟摄片示左肾见两套肾盂、肾盏，并于输尿管上段汇合（白箭）

【特别提示】 合并上方肾盂输尿管积水时，静脉肾盂造影难以显示时，CT、CTU和MRU检查有很大价值。

- **输尿管膨出**

【病因病理和临床表现】 输尿管膨出又称输尿管囊肿，为输尿管末端在膀胱内形成的囊状膨出；多数病例继发上段输尿管扩张、积水。多认为是输尿管口先天性狭窄致膀胱壁内段扩张突入膀胱所致。囊肿壁薄，外层为膀胱黏膜，中间为纤维及结缔组织，内层为输尿管黏膜。临床上，无症状或有梗阻、感染、结石表现。

【诊断要点】

1.静脉肾盂造影显示肾盂、肾盏和输尿管有不同程度扩张和积水。

2.特征性表现：输尿管下端扩张，膨大如囊状，突入膀胱内，囊肿与扩张的输尿管相连，如伸入膀胱的蛇影，囊肿即为蛇头，称为"蛇头征"。

3.当囊内及膀胱内充满对比剂时，囊壁为一环状透亮影，即膀胱内囊肿周围有一密度均匀的圆形透光环，称为"环晕征"；囊内无对比剂时则表现为圆形光滑的充盈缺损。

【鉴别诊断】 需与膀胱肿瘤、前列腺肥大等相鉴别。

【特别提示】 当囊内无对比剂时，鉴别诊断困难，CT及MRI诊断可以明确诊断。

- **先天性巨输尿管**

【病因病理和临床表现】 先天性巨输尿管是由于输尿管末端肌肉结构发育异常（环形肌增多、纵行肌缺乏），导致输尿管末端功能性梗阻、输尿管甚至肾盂严重扩张、积水。该病的特点是输尿管末端功能性梗阻而无明显的机械性梗阻，梗阻段以上输尿管扩张，并以盆腔段为最明显，又称为先天性输尿管末端功能性梗阻。临床一般无症状，多表现为腰痛、血尿、尿路感染及继发结石症状。

【诊断要点】

1.单或双侧输尿管扩张始于盆腔段，且呈上行渐进性发展，造成肾盂、肾盏扩张，扩张的输尿管发生纡曲改变。而扩张输尿管末端邻近膀胱入口处为功能性梗阻段（长为0.5～4cm）。

2.透视下除功能性梗阻段以外，其余段输尿管的蠕动一般正常，输尿管下端迟缓，排空延迟，但无膀胱输尿管反流。

3.严重的巨输尿管极度扩张、扭曲或成团，近膀胱输尿管末端呈鸟嘴状、杵状或梭形，边缘光整。

【鉴别诊断】 本病与梗阻性输尿管扩张相鉴别。

1.先天性巨输尿管的扩张程度与肾盂肾盏扩张程度不成比例，输尿管扩张严重。

2.梗阻或反流所致的输尿管扩张与肾盂肾盏扩张一般成比例，有时可显示明确的梗阻原因。

【特别提示】 静脉肾盂造影是诊断本病的主要方法，透视下观察有助于鉴别诊断。

● 下腔静脉后输尿管

【病因病理和临床表现】 本病为一种少见的畸形，是胚胎期下腔静脉发育异常所致，正常输尿管位于腰大肌前方下腔静脉的外侧，而下腔静脉后输尿管从下腔静脉的后面绕至其内侧然后下行，在绕行处造成不同程度的尿路梗阻。下腔静脉后输尿管主要临床表现为输尿管梗阻症状，并发感染或结石时可出现脓尿、发热、肾绞痛、血尿等，部分患者仅体检时偶然发现，可无任何临床症状。

【诊断要点】

1.静脉肾盂造影显示上段输尿管不同程度扩张和肾积水。

2.正位片显示输尿管上段扩张并向中线移位越过L_3、L_4椎体而呈镰刀状、鱼钩状或"S"形影像。

3.侧位片可见输尿管被推压紧贴第3、4腰椎前缘，而不像正常输尿管与腰椎有一定距离。

【特别提示】 静脉或逆行尿路造影诊断价值有限，增强CT可使肾盂输尿管显影，可以明确输尿管与下腔静脉的位置关系，能对本病做出诊断。

二、泌尿系结石

泌尿系结石是常见病。结石可位于肾盏、肾盂至尿道的任何部位，依其发生部位，分为肾结石、输尿管结石、膀胱结石、尿道结石。

本病多见于青壮年，20～50岁为发病高峰期，约占90%，男性多于女性。泌尿系结石的成分不同，形态、密度也不同。由于结石含钙量不同，能在X线平片上显影称为阳性结石，不能显影者称为阴性结石。X线平片是检查结石的首选方法，尿路造影可诊断阴性结石，了解有无泌尿系统梗阻。

（一）肾结石

【病因病理和临床表现】　肾结石在泌尿系结石中居首位，多发于20～50岁，男性多于女性，可为单发或多发，多为单侧，双侧性者占10%～15%。病理改变主要为梗阻、积水、感染、黏膜损伤。临床上常有腰痛、血尿、合并感染等症状，腰痛可伴有肾绞痛，常沿输尿管下行，向外阴和大腿放射。

【诊断要点】

1. X线平片　多数肾结石可显影，表现为肾门区高密度影。可为单发或多发，单侧或双侧。肾结石的大小、形状不一，可呈类圆形、三角形、鹿角状、珊瑚状及桑葚状，部分具有典型表现，常呈鹿角状、桑葚状及珊瑚状（图5-5）。侧位片上，肾结石的高密度影与脊柱重叠。

2. 静脉肾盂造影　主要用于检查阴性结石，了解有无积水及其程度，其表现如下所述。

（1）较大的阳性石，常伴肾盂、肾盏扩张，结石区密度增高、对照X线平片即可诊断（图5-6A）。

（2）阴性石表现为充盈缺损，但需与肾盂肿瘤、血块等相鉴别。

（3）结石梗阻于肾盏颈部或漏斗部，可见肾盏积水；结石梗阻于肾盂输尿管移行处，则显示肾盂肾盏积水（图5-6B）。

（4）根据肾盂肾盏及输尿管显影情况可判断肾积水程度及肾功能情况。

【鉴别诊断】　肾结石主要应与髓质海绵肾、肾钙质沉着症相鉴别，若静脉肾盂造影显示其不在肾盂肾盏内，应考虑为肾内血管钙化或其他钙化与肾重叠。

【特别提示】　多数阳性结石具有典型表现，X线平片所见的结石，若静脉肾盂造影显示其不在肾盂肾盏内，应考虑为肾内血管钙化或其他钙化与肾重叠，必要时可行CT检查。

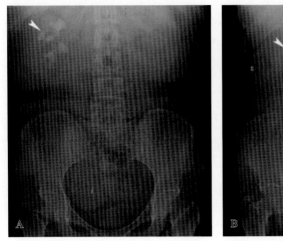
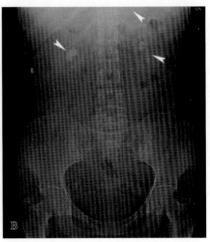

图5-5　肾结石

A.右肾区珊瑚状高密度结石影（白箭）；B.双肾区多发三角形、类圆形及桑葚状高密度结石影（白箭）

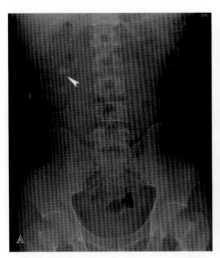
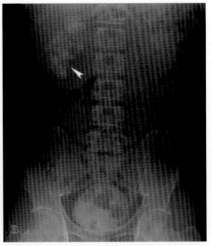

图5-6　肾结石

A.右肾区多发三角形、类圆形高密度影（白箭），B.静脉肾盂造影30分钟摄片显示右肾盂肾盏明显扩张、积水（白箭），右侧输尿管未见显影，而左肾盂肾盏及输尿管显影正常

（二）输尿管结石

【病因病理和临床表现】　输尿管结石也是泌尿系常见的结石，多为肾结石下移而来，易停留在输尿管3个生理狭窄处，即输尿管肾盂连接部、输尿管与髂血管交叉部及输尿管膀胱入口处。病理改变为输尿管黏膜刺激、损伤、出血，继发感染为输尿管炎及其周围炎，梗阻性肾积水及肾实质损伤。输尿管结石常见于中青年男性，主要症状为疼痛，呈钝痛或绞痛，绞痛较肾结石更典型、更剧烈、更具放射性，发作时常伴有肉眼血尿。

【诊断要点】

1.X线平片

（1）可以发现输尿管阳性结石影，典型者呈米粒至枣核大小的致密影，长轴与输尿管走行一致（图5-7A），常见于输尿管的三个生理性狭窄区，常伴同侧梗阻以上输尿管、肾盂肾盏积水，而至肾轮廓扩大。

（2）常单发，单侧多发者少，若为多发常在扩张的输尿管内呈串珠状排列，其长轴与输尿管走向一致。

（3）输尿管结石与横突或假椎重叠时容易忽略，对诊断困难的输尿管结石，特别是阴性结石，需做造影或CT检查。

2.静脉肾盂造影

（1）可进一步显示结石位于输尿管内的具体位置，阴性结石则形成圆形或卵圆形充盈缺损（图5-7B）。

（2）一般可见结石以上输尿管及肾盂、肾盏不同程度扩张、积水征象。

【鉴别诊断】　输尿管结石应与血管壁钙化或静脉丛内的钙化（静脉石）相鉴别，后者静脉肾盂造影显示段输尿管不扩张，有时需CT检查才能鉴别。

【特别提示】　鉴别困难时，必要的CT平扫，甚至CT增强检查可以获得较为准确的诊断效果。

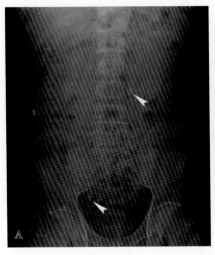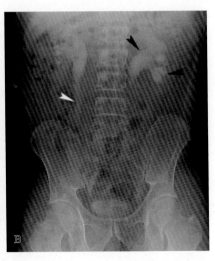

图5-7　输尿管结石

A.左侧输尿管上段、右侧输尿管下段椭圆形致密影（白箭），其长轴与输尿管走行一致；B.静脉肾盂造影30分钟摄片，进一步证实该致密影位于输尿管内，并见其上方扩张的输尿管（白箭）及肾盂、肾盏（黑箭）

（三）膀胱结石

【病因病理和临床表现】

1.主要见于男性，起源于膀胱者为原发性结石，以儿童多见，多因营养不良引起；继发性结石源于肾、输尿管结石下降而成，多见于成人。

2.病理变化主要是对黏膜的刺激，继之发生炎症水肿、溃疡形成和出血。

3.临床症状为排尿疼痛、尿频、尿流突然中断及血尿等。

【诊断要点】

1.X线平片　膀胱结石多含较多钙质，X线平片即可确诊。

（1）常见耻骨联合上方类圆形、椭圆形或不规则致密影（图5-8）。

（2）常单发或多发，大小不等，边缘光整或毛糙，密度均匀、不均或分层，分层及星状为膀胱结石的独特表现。

（3）常可随体位变动而移动；膀胱憩室内结石，可位于膀胱轮廓之外。

2.膀胱造影　膀胱造影检查时，可见膀胱区圆形或卵圆形充盈缺损影，可随体位而变化（图5-8）。

【鉴别诊断】　膀胱结石90%为阳性结石，通常不难诊断，X线平片不典型的阳性结石需要与盆腔钙化如前列腺钙化、静脉石、子宫肌瘤钙化等相鉴别，膀胱造影可以明确诊断；阴性结石在膀胱造影时表现为充盈缺损，应与膀胱血块、肿瘤等相鉴别。

【特别提示】　膀胱造影时位置可随体位而改变，是膀胱结石的诊断要点，诊断困难时行必要的CT检查具有重要意义。

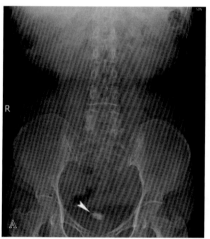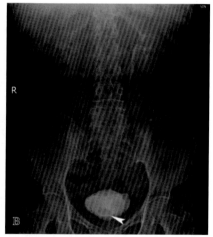

图5-8　膀胱结石的腹部平片及静脉肾盂造影表现

A.腹部平片耻骨联合上缘椭圆形致密影（白箭）；B.静脉肾盂造影30分钟摄片膀胱区见椭圆形充盈缺损影（白箭），边缘光整

（四）尿道结石

【病因病理和临床表现】

1.尿道结石少见，常见于男性。尿道结石主要来自膀胱，一般为阳性石，易停留在3个生理狭窄处，即尿道内口、膜部和尿道外口。

2.病理改变主要是局部刺激、梗阻和感染。

3.主要为疼痛、尿路梗阻，尿流改变及血尿等。

【诊断要点】

1.X线平片　一般X线平片即可确诊，尿道结石多为单个，边缘多较光滑，以圆形或卵圆形多见，其轴与尿道走行一致。

2.尿道造影　可进一步证实结石在尿道的具体位置。

三、泌尿生殖系结核

泌尿系结核多为继发性，来源于身体其他部位结核，泌尿系结核常见的是肾结核，而输尿管和膀胱结核多继发于肾结核。

（一）肾结核

【病因病理和临床表现】　主要病理过程是结核菌经血行播散到肾，首先在皮质和（或）髓质内形成结核性脓肿，进而破入肾盏，并造成肾盏、肾盂的黏膜破坏和溃疡形成，感染蔓延其余肾盏，进一步侵犯相邻肾实质，造成肾实质广泛破坏，形成多发空洞，即结核性脓肾，致肾功能丧失。

若全肾钙化致肾功能完全丧失，称肾自截（图5-9）。

患者早期可无明显症状，典型表现为尿频、尿急、血尿，有时脓尿、尿痛，严重时发生尿失禁。全身症状可有体重减轻、低热、乏力及贫血。

【诊断要点】

1.X线平片多数无异常发现。

（1）肾影可正常、增大或缩小。

（2）有时可见肾实质内云絮状或弧形钙化，甚至全肾钙化，形成自截肾（图5-9）。

2.静脉肾盂造影

（1）肾结核早期病变局限在肾实质内，未侵入肾乳头不影响肾盏及肾功能时，可表现正常；若肾功能受损或明显受损，则肾显影不佳，甚至不显影。

（2）病变侵入肾小盏，表现末端小盏杯口模糊、不光整，呈虫蚀状改变。

（3）肾乳头溃疡空洞形成，表现为肾小盏外侧有一团对比剂影与肾盏相连。

（4）病变进展，肾盂、肾盏广泛不规则破坏，肾盂大量积脓及瘢痕收缩变形，肾功能受损严重，肾不显影。

【鉴别诊断】 静脉肾盂造影和CT检查，可以显示病变范围、程度和病期，均有助于正确诊断。

【特别提示】 肾结核的诊断主要依赖于尿中查出结核分枝杆菌和相应的临床及影像学表现，多以静脉肾盂造影和（或）CT检查为主。

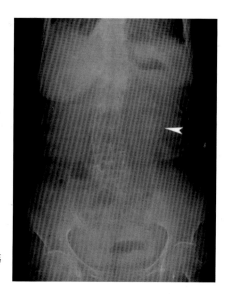

图5-9　肾结核

左肾肾实质内云絮状钙化（白箭），形成自截肾

（二）输尿管结核

【病因病理和临床表现】

1.输尿管结核多由同侧的肾结核向下蔓延所致，也可由膀胱结核分枝杆菌逆行感染。

2.病理改变，早期输尿管黏膜破坏、溃疡形成，管径扩大；后期结核性肉芽组织形成，管壁纤维化，管壁增厚、僵直，管腔狭窄甚至闭塞。

3.典型表现为尿频、尿急、血尿，有时脓尿、尿痛，严重时发生尿失禁。全身症状可有体重减轻、低热、乏力及贫血。

【诊断要点】 X线平片多数无异常发现，偶可发现输尿管钙化。

静脉肾盂造影：

（1）早期见输尿管失去正常柔软度和弹性，管腔粗细不均，边缘不整齐。

（2）病变进展，管壁僵直、蠕动消失，出现不规则狭窄与扩张，形如"串珠"状；输尿管外形失去正常形态，呈扭曲状，犹如软木塞表现。

（3）严重者，输尿管壁硬化、缩短和管腔狭窄，形似笔杆，最终可发生闭塞。

【鉴别诊断】 输尿管呈串珠状、软木塞状或笔杆状表现是输尿管结核的特征性征象。

【特别提示】 输尿管结核影像学检查主要靠静脉肾盂造影和CT检查，特征性影像学表现，结合临床典型症状，不难做出诊断。

（三）膀胱结核

【病因病理和临床表现】 膀胱结核多由尿路下行性感染所引起。早期膀胱黏膜充血、水肿、形成不规则溃疡和（或）肉芽肿，多发生于膀胱输尿管交界处，后蔓延至三角区乃至全部膀胱。晚期病变侵犯肌层、纤维组织增生及瘢痕形成，可致膀胱失去弹性而挛缩，膀胱壁偶可发生钙化。典型表现为尿频、尿痛，脓尿和血尿。全身症状可有体重减轻、低热、乏力及贫血。

【诊断要点】

1.X线平片诊断价值有限。

2.尿路造影

（1）轻微或早期膀胱结核，膀胱造影可无阳性发现，有时可见膀胱边缘欠规整，大小仍属正常。

（2）可见患侧输尿管口周围不规则变形，甚至可形成如充盈缺损样表现。若患侧输尿管口扩张，可见对比剂向肾盂及输尿管反流。

（3）若病变侵及全部膀胱黏膜，膀胱边缘因广泛水肿而呈不规则变形。

（4）若病变侵犯膀胱肌层，广泛纤维组织增生及瘢痕收缩致膀胱变形、挛缩，边缘不规则而呈锯齿状，膀胱体积缩小，并可有憩室样改变。

【鉴别诊断】 膀胱结核早期影像学表现缺乏特征，进展期及晚期需与膀胱炎相鉴别。

【特别提示】 相应的临床病史，膀胱挛缩、合并肾和输尿管结核表现等特点是X线诊断的重要依据。

（四）前列腺结核

【病因病理和临床表现】 本病常与精囊及附睾结核同时存在，多发生于经尿路感染或血行感染所致。结核结节可融合干酪化、空洞及纤维化，致前列腺硬变，周围有溃破时可有会阴部瘘管形成。本病常继发于泌尿系结核，多在身体抵抗力降低时发病，可有尿频、排尿困难等。

【诊断要点】

1.X线平片 可见前列腺区小点状钙化影，常在干酪坏死后发生，与前列腺结石不易鉴别。

2.静脉肾盂造影 主要为全面观察尿路情况，了解其他尿路有无结核，视为常规检查。

3.尿道造影 可见前列腺段尿道僵直、狭窄，边界不整，膀胱颈可有挛缩，在脓肿形成时，可见不规则的腔外囊状影，有瘘管则呈索条状影。

【特别提示】 男性泌尿系结核常合并生殖系统结核，临床表现突出的是附睾结核，而病理上最多见的仍是前列腺结核。X线平片诊断价值有限。

四、泌尿系统非特异性炎症

泌尿系统非特异性炎症是常见疾病，常见于肾盂肾炎、黄色肉芽肿性肾盂肾炎、肾脓肿、膀胱炎等。其中对某些炎性病变，影像学检查具有较高的诊断价值，如黄色肉芽肿性肾盂肾炎、肾脓肿等，然而某些炎症如急性肾小球肾炎、急性膀胱炎等，影像学检查常缺乏特征性表现。

（一）肾盂肾炎

【病因病理和临床表现】 肾盂肾炎多见于女性，为下尿路感染逆行累及肾所致，依病程和病理变化不同而分为急性和慢性肾盂肾炎。急性肾盂肾炎起病急，临床表现寒战、高热、尿频、尿急、尿痛等，尿中有大量白细胞和白细胞管型；病理改变为间质水肿、炎性细胞浸润及微小脓肿形成。慢性肾盂肾炎为尿路反复长期感染所致，临床表现复杂，隐匿性、间断发热、尿频、尿急、尿痛及血尿等；病理特点为肾体积变小及不规则瘢痕形成和肾盏变形，肾内血管硬化，严重者双肾萎缩。

【诊断要点】

1. X线平片　早期一般无明显改变或少数可见肾影增大，晚期则见肾缩小，肾轮廓不规则呈明显波浪状，多累及双肾，程度不同。

2. 静脉肾盂造影

（1）慢性期则可见肾缩小，肾实质瘢痕形成和肾盏变形等。

（2）肾实质及肾盂肾盏显影延迟且浅淡，肾盂可见扩张，轮廓模糊。

（3）严重者肾盂、肾盏广泛变形、扩张，失去正常锐利杯口状边缘，可呈杵状。

【鉴别诊断】　慢性期肾功能明显减退时常显影延迟，且显影浅淡，肾体积萎缩时应与肾结核、先天性肾发育不良及肾动脉狭窄引起的肾萎缩相鉴别。

【特别提示】　急性期主要依靠临床及实验室检查做出诊断，一般不行影像学检查。

（二）黄色肉芽肿性肾盂肾炎

【病因病理和临床表现】　本病少见，病因不明，可能与尿路梗阻、感染和代谢异常有关。本病多见于女性，常有反复尿路感染史。病理上，以肾组织进行性破坏、脓肿和肉芽组织形成，其内含黄色瘤细胞及炎症细胞和纤维组织，黄色瘤细胞中含中性脂肪、胆固醇和胆固醇酶，呈泡沫状，病变弥漫分布，后期发生纤维化。长期反复发热、肾区疼痛、尿频、尿急、尿痛及血脓尿等。

【诊断要点】

1. X线平片可见肾影增大，常可发现并存的肾结石。

2. 静脉肾盂造影可见肾盂肾盏不同程度扩张，边缘模糊或不光整。

3. 肾功能受损时，肾盂显影不良或不显影。

4. 逆行肾盂造影可见肾盂肾盏受压变形，也可见扩张并有不规则充盈缺损。

【鉴别诊断】　需与肾癌、肾脓肿、肾结核相鉴别。

【特别提示】　仅凭X线平片及造影检查有困难，黄色肉芽肿性肾盂肾炎检查应以CT检查为主。

（三）肾及肾周脓肿

【病因病理和临床表现】 多由血源性感染所致，也可为尿路逆行感染引起。肾脓肿，感染可局限肾内，也常蔓延至肾周间隙，形成肾周脓肿。肾脓肿常有高热、寒战等表现，肾周脓肿除一般炎症表现外，较突出的症状是腰痛。

【诊断要点】

1.X线平片

（1）肾影正常或增大，轮廓模糊不清。

（2）肾周脂肪因炎症水肿而密度增高，如脓肿较大，则肾区可见肿块影。

（3）可见患侧膈肌升高，脊柱凸向对侧。

2.静脉肾盂造影 临床很少应用，表现为肾盂、肾盏显影正常、显影不良或不显影，部分可见肾盂、肾盏弧形受压。

【鉴别诊断】 肾及肾周肿瘤性病变相鉴别。

【特别提示】 肾及肾周脓肿影像学检查应以CT检查作为首选检查方法。

（四）膀胱炎

【病因病理和临床表现】 膀胱炎多由细菌感染所引起，异物、结石、肿瘤及下尿路感染、梗阻等为其诱因。急性炎症病理改变局限于黏膜及黏膜下层，以充血、水肿、出血和小溃疡形成为特征。慢性炎症以膀胱壁纤维增生、瘢痕挛缩为特征。多见于女性，急性期表现为尿频、尿急、尿痛等膀胱刺激症状，慢性期症状较轻，但可反复急性发作。

【诊断要点】

1.急性膀胱炎一般不需要进行X线检查。

2.慢性期，膀胱造影有痉挛现象，边缘呈锯齿状，膀胱小梁增粗或憩室形成，常有膀胱输尿管反流。

【鉴别诊断】 囊性或腺性膀胱炎可见局限性不规则的充盈缺损，多出现在膀胱三角及颈部，治疗后短期可消失。

【特别提示】 膀胱充盈不良时，膀胱壁厚属假性增厚，充盈满意时，膀胱壁菲薄呈细线样，内壁光整。

五、肾肿瘤

肾肿瘤常见，以恶性肿瘤居多，分为肾实质肿瘤和肾盂肿瘤两类。常见的肾肿瘤有肾癌、肾盂癌和肾母细胞瘤，少见者有淋巴瘤和转移瘤。肾良性肿瘤较多见者为肾血管平滑肌脂肪瘤，少见的有肾腺瘤、纤维瘤或脂肪瘤等。

（一）肾细胞癌

【病因病理和临床表现】 肾癌为泌尿系统最常见的恶性肿瘤，占全部肾恶性肿瘤的85%～90%，通常为散发。发病与遗传、吸烟、肥胖、高血压及抗高血压药物等有关，吸烟和肥胖是最公认的致癌危险因素。病理上主要分为透明细胞癌、乳头状细胞癌、嫌色细胞癌、低度恶性潜能多房囊性肾细胞性肿瘤、集合管癌和肾髓质癌。本病多发生于40岁以后，男性居多，男女比例约为3∶1，临床上表现为无痛性肉眼血尿、腹部疼痛、腹部肿块，部分病例可无明显症状。

【诊断要点】

1. 腹部平片

（1）肾影正常或增大，患侧肾影增大时，可呈不规则分叶状，轮廓不清。

（2）肿瘤钙化：5%～15%的肾癌可见肿瘤点状、弧形钙化。

2. 静脉肾盂造影的表现

（1）肿瘤占位致肾盂、肾盏受压变形、移位。

（2）肿瘤浸润肾盏，肾盏形态、轮廓不规整，肾盏可不规则伸长、分离扭曲或狭窄闭塞，呈"蜘蛛足"状。

（3）肿瘤侵入肾盂形成不规则充盈缺损，需与肾盂肿瘤相鉴别。

（4）严重时可致肾功能完全丧失，肾盂、肾盏可不显影。

【鉴别诊断】 需与肾盂肿瘤、肾血管平滑肌脂肪瘤、肾母细胞瘤、肾囊肿、多囊肾等相鉴别。

【特别提示】 血尿、腹部疼痛、肿块是肾癌临床典型"三联征"，尿路造影能显示占位征象。

（二）肾盂癌

【病因病理和临床表现】　肾盂癌起源于肾盂及肾盏上皮细胞，占肾恶性肿瘤的8%～12%，好发于40岁以上男性。病理类型可分为3种：移行细胞癌（占80%～90%）、鳞癌、腺癌，后二者少见。肿瘤表现为肾盂壁增厚、边界不清，肿瘤性可向下种植至输尿管和膀胱。本病常见症状为间歇性无痛血尿、腹部肿块及腰酸痛。

【诊断要点】

1.X线平片

（1）诊断价值不大，当肿瘤造成肾盂输尿管交界处梗阻导致明显肾盂积水时，可见肾影增大。

（2）偶尔亦见不规则钙化。

2.静脉肾盂造影

（1）肾盂肾盏内不规则的充盈缺损（图5-10），位置固定。

（2）肿瘤累及肾实质，表现肾盂肾盏受压、变形、分离或聚拢。

（3）肿块引起梗阻时，可见肾盂和肾盏扩张、积水。

【鉴别诊断】

1.肾盂癌需与肾盂内阴性结石及血块相鉴别，阴性结石或血块呈圆形或不规则形，边缘较光整，位置可变化，B超及CT可明确诊断。

2.肾癌，见肾细胞癌所述。

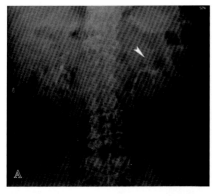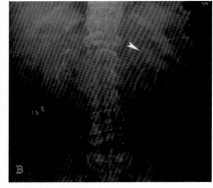

图5-10　肾盂癌的静脉肾盂造影X线表现

A、B.静脉肾盂造影7分钟、15分钟示左肾盏、肾盂不规则充盈缺损，边缘毛糙（白箭）

【特别提示】　肾盂癌好发于老年男性，典型的临床表现，静脉肾盂造影显示不规则充盈缺损是其特征性表现。

（三）肾母细胞瘤

【病因病理和临床表现】　肾母细胞瘤是儿童期最常见的肾恶性肿瘤，约75%的病例年龄在1～5岁，发病高峰年龄为3～4岁。肿瘤常较大，切面常见坏死、液化及出血，病理组织学上有未分化小细胞集团、上皮样构造和间质成分等。患者最常见症状为腹部包块、腹胀和腹痛，可出现高血压、发热、血尿。

【诊断要点】

1. X线平片

（1）正常肾外形消失，患侧肾区软组织块影。

（2）肿瘤周围器官常受压移位，肿瘤较大时常伴局部腹壁脂肪线消失，患侧横膈上升。

（3）有5%～10%的肾母细胞瘤发生钙化，一般呈不规则点状，亦可为弧线状钙化。

2. 静脉肾盂造影

（1）肾盂、肾盏局部或广泛牵张拉直、受压移位。

（2）当肿瘤侵入肾盂、肾盏时，则见内壁毛糙不规则。

（3）部分肾盂、肾盏可见不同程度扩张、积水。

【鉴别诊断】　主要与神经母细胞瘤相鉴别，后者多发于肾上腺髓质，X线平片上钙化达50%；肾癌诊断见上文肾细胞癌所述。

【特别提示】　儿童肾区巨大肿块，尿路造影显示肾盂、肾盏受压移位甚至破坏，应考虑肾母细胞瘤可能。

（四）肾血管平滑肌脂肪瘤

【病因病理和临床表现】　肾血管平滑肌脂肪瘤是肾常见的良性肿瘤，常见于40～60岁女性，约有20%的患者见于结节性硬化。病理学上是由成熟或不成熟脂肪、厚壁血管和平滑肌以一定比例组成的良性间叶性肿瘤。早期缺乏特异性的临床表现，肿瘤较大时可触及肿块，血尿少见，并发出血时导致剧烈腰腹部疼痛。

【诊断要点】

1. X线平片

（1）无特异性，肿瘤较大时正常肾外形、轮廓改变。

（2）肿瘤较大时，周围器官常受压移位，可伴局部腹壁脂肪线消失，患侧横膈上升。

2. 静脉肾盂造影

（1）肿瘤较小时，肾盂、肾盏正常显影。

（2）肿瘤较大时，肾盂、肾盏受压、移位和变形等。

【鉴别诊断】 肾血管平滑肌脂肪瘤与肾癌及肾其他良性肿瘤相鉴别。

【特别提示】 X线平片及静脉肾盂造影无特异性，CT或MRI发现肾肿块内明确的脂肪成分，可作为诊断依据。

六、肾囊性病变

肾囊性病变包括一系列发病机制不同的先天性和获得性囊性疾病，包括肾单纯性囊肿、多囊性肾病、肾髓质囊肿（髓质海绵肾）、肾盂源性囊肿，囊性肾肿瘤等，许多病因及机制尚不清楚。本节仅介绍常见的肾单纯性囊肿和多囊性肾病。

（一）单纯肾囊肿

【病因病理和临床表现】 肾单纯性囊肿为较常见的肾囊性病变，病因不明。可为单发或多发，病理上多起源于肾皮质，有向外生长的倾向，囊内为浆液，囊壁薄呈半透明状，囊内偶有分隔而呈分房状，囊壁偶见钙化。临床上多见于30岁以上人群，无性别差异，多数无症状，囊肿较大时可有季肋部不适或触及包块，囊肿破裂时，可引起血尿和腰腹痛。

【诊断要点】

1. X线平片

（1）囊肿向外生长，可见肾轮廓的改变。

（2）少数可见囊壁钙化，呈壳状或弧线状。

2. 静脉肾盂造影

（1）囊肿较小或肾包膜下囊肿，静脉肾盂造影可正常。

（2）囊肿较大时，可见肾盂、肾盏受压变形，但不造成破坏（图5-11）。

（3）复杂性囊肿有出血、感染、钙化性囊肿。

【鉴别诊断】 单纯肾囊肿需与肾良性病变及其他囊性病变相鉴别。

【特别提示】 肾复杂性囊肿，有时难与囊性肾细胞癌相鉴别。

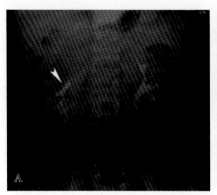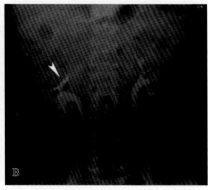

图5-11　肾囊肿静脉肾盂造影X线表现

A、B.静脉肾盂造影7分钟、15分钟示右肾盏弧形受压，边缘光整（白箭）

（二）多囊肾

【病因病理和临床表现】 多囊肾及多囊性肾病，是遗传性疾病，分为常染色体显性遗传性多囊肾（成人型）和常染色体隐性遗传性多囊肾（婴儿型），此处仅介绍成人型多囊肾。成人型肾明显增大，表面可见大小不等、圆形、半圆形的泡状突起，切面可见大小不等的囊腔，囊内为尿液及浆液，合并出血或感染。囊肿间有压迫萎缩的肾实质及炎性肉芽组织和瘢痕组织，周围炎症细胞浸润，正常肾组织结构消失。临床表现为腹部肿块、肾区疼痛、高血压和血尿；严重者肾功能不全或肾衰竭。

【诊断要点】

1.X线平片　双侧肾影不规则或分叶状增大。

2.静脉肾盂造影　双侧肾盂、肾盏移位、拉长、变细和分离。

【鉴别诊断】 多囊肾与双肾多发单纯性囊肿相鉴别。

【特别提示】　成人型多囊肾尤其晚期患者，由于肾功能受损，慎用CT或MRI增强检查，通常CT平扫可满足诊断。

七、输尿管肿瘤

【病因病理和临床表现】　输尿管肿瘤少见，80%左右为恶性肿瘤，多来自输尿管上皮细胞，好发于老年男性，平均发病年龄为60岁。病理类型可分3种：移行细胞癌、鳞状细胞癌、腺癌，表现为输尿管壁乳头状生长，突入腔内或管壁不规则增厚、管腔狭窄。常见症状为血尿、腹部或腰疼痛，常可触及输尿管或肾积水所致的肿块。

【诊断要点】

1. X线平片　诊断价值不大，当肿瘤造成肾盂输尿管梗阻导致明显肾盂积水时，可见肾影增大。

2. 静脉肾盂造影

（1）肿瘤的直接征象是输尿管内中心性或偏心性不规则的充盈缺损，位置固定。

（2）肿瘤浸润生长，病变处输尿管不规则增厚、僵硬，管腔狭窄。

（3）肿瘤引起梗阻时，可见其上方输尿管及肾盂、肾盏扩张积水。

【鉴别诊断】　本病应与输尿管结石、血块相鉴别，CT具有较高鉴别价值。

【特别提示】　输尿管梗阻端的不规则肿块或管腔内的充盈缺损及输尿管壁的不规则增厚，是输尿管肿瘤的直接诊断依据。

八、膀胱肿瘤

【病因病理和临床表现】　膀胱肿瘤为较常见的泌尿系肿瘤，易发生于50岁以上男性，以恶性居多。95%以上来自移行上皮，如乳头状瘤及移行上皮癌，少数为鳞癌和腺癌，其他少见的有平滑肌瘤、嗜铬细胞瘤和淋巴瘤等。常见症状为血尿，多为无痛性间歇肉眼血尿，部分有尿频、尿急和尿痛等；晚期可出现下腹部肿块、尿潴留等症状。

【诊断要点】

1. X线平片　诊断价值不大，偶可见肿瘤区钙化影，呈细小斑点状或结节状致密影。

2.膀胱造影　局部大小不等结节状或菜花状充盈缺损（图5-12）。良性肿瘤边缘光滑整齐，基底可有蒂。恶性肿瘤大多数轮廓不规则，外缘不光整。浸润性肿瘤表现为膀胱壁僵硬。

【鉴别诊断】　需与膀胱内结石或血块及前列腺增生相鉴别。

1.膀胱内结石或血块形成的充盈缺损，表面光滑，可随体位变化而发生位置变化。

2.前列腺增生，大多从膀胱尿道交界处突向膀胱，形成光滑的压迹。

【特别提示】　早期膀胱癌与膀胱其他类型肿瘤鉴别多较困难，必要时可行膀胱镜并活检可明确诊断。

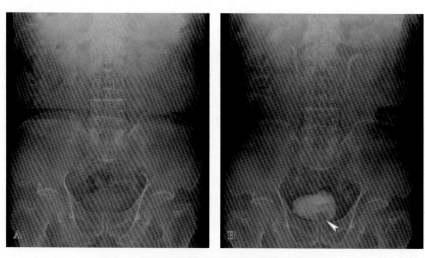

图5-12　膀胱肿瘤/癌静脉肾盂造影X线表现

A.腹部平片未见异常；B.静脉肾盂造影30分钟示右膀胱区不规则充盈缺损，边缘毛糙（白箭）

九、泌尿系统损伤

（一）肾外伤

【病因病理和临床表现】　肾外伤较常见，是泌尿系统中最易发生的损伤脏器，常见原因是钝器伤，如交通事故、跌落、运动性外伤。肾损伤分型一般分为肾挫伤、肾部分撕裂伤、肾全层裂伤、肾蒂（肾动静脉）裂伤。肾损伤程度不一，临床表现亦各异，常见有肾区疼痛、血尿、伤侧腹壁紧张和腰部肿胀，严重者可引起休克。

【诊断要点】

1. X线平片 如有肾被膜下或周围血肿及尿液外渗，较大的肾周或肾被膜下血肿，X线平片可见肾影增大，以及高密度影，肾和腰大肌轮廓不清，患侧膈肌可上升。

2. 静脉肾盂造影

（1）肾挫伤：无明显阳性征象或仅见显影浅淡。

（2）肾部分撕裂伤或全层裂伤：可见肾盂、肾盏内对比剂向实质内渗溢，肾小盏呈小水池样向肾实质伸展，重者呈大片不规则模糊阴影。

（3）肾内或肾包膜下较大血肿：可使肾盂、肾盏受压变形和（或）移位，肾局部外形凸出，但肾轮廓及腰大肌边缘清楚，位于肾盂、肾盏内的血块则可出现充盈缺损。

（4）单侧肾不显影是严重肾损伤、肾功能完全丧失的指征之一，如疑有肾蒂损伤，可考虑行肾动脉造影。

【特别提示】 当前很少用平片和泌尿造影方法来检查肾损伤，主要检查方法是超声和CT。

（二）输尿管损伤

【病因病理和临床表现】 正常输尿管较细，位于腹膜后，而且具有相当活动度，故外力造成输尿管损伤少见。临床所见多为产伤、腹盆部手术误伤等。临床表现随病因而异，器械损伤则在操作中突发剧烈腹痛，尿漏可引起腹盆部炎症，出现发热、腰腹痛等。

【诊断要点】

1. X线平片 多无阳性征象。

2. 静脉肾盂造影 损伤致尿瘘的病例则显示对比剂在输尿管某一部位外溢，为输尿管损伤特征性表现。

（三）膀胱损伤

【病因病理和临床表现】 膀胱损伤常见于外力（如车祸及高处坠地）、膀胱镜等器械操作及手术误伤等，在膀胱充盈时最易发生。最主要症状为尿急、尿痛、排尿困难，下腹部疼痛、血尿等，患者可有不同程度休克。

【诊断要点】

1.X线平片　常见骨盆骨折，尤其是耻骨上下支骨折、错位。

2.膀胱造影　为证实尿液外渗情况，需摄正侧斜位片，膀胱内血块则形成充盈缺损。

【特别提示】 膀胱损伤破裂时可分为腹膜内、腹膜外破裂两类，膀胱造影时对比剂外渗是诊断膀胱破裂的直接证据。

（四）尿道损伤

【病因病理和临床表现】 尿道外伤以骑跨伤最多，通常引起尿道球部、膜部或前列腺部破裂。主要症状为局部疼痛，尿道出血及排尿痛。

【诊断要点】

1.X线平片　明确有无骨盆骨折，特别是耻骨骨折。

2.逆行尿道造影　不仅在损伤期，而且在尿道损伤愈合后观察尿道瘢痕收缩所致的尿道狭窄方面均有意义。

（1）尿道外伤破裂，如发生在尿道膜部或后尿道，对比剂外溢常在尿生殖隔膜以上，见膀胱底、前列腺部大片不规则对比剂影。

（2）尿道球部破裂，对比剂向会阴、外生殖器外溢。

（3）完全性尿道断裂，膀胱内则无对比剂充盈。

（4）尿道外伤后期，纤维组织收缩，可致后尿道狭窄或瘘管形成。

十、女性生殖系统疾病

（一）子宫先天畸形

【病因病理和临床表现】 输卵管、子宫、宫颈及阴道上1/3与阴道中1/3分别来自两侧Mullerian管和窦阴道。在发育过程中要融合、腔化，而阴道下1/3单独发育。发育过程中出现停滞或异常则出现先天性畸形。

常见的子宫畸形包括单角子宫、双角子宫、双子宫、纵隔子宫、鞍形子宫等。

【诊断要点】 子宫输卵管造影能显示子宫内腔，根据子宫显影形态和内有无纵隔及其长度可以诊断大多数子宫畸形。

1.单角子宫 仅一侧Mullerian管发育则形成单角子宫。子宫造影示宫腔似梭状，仅一侧输卵管显影（图5-13A、B）。宫腔位置偏于一侧。盆腔充气造影则示一个单叶状宫体。

2.双角子宫 为Mullerian管在宫颈上的宫体融合不全形成双角子宫。颈管以下完全融合。子宫造影显示1个宫颈管，但有2个宫体，呈分叶状，宫底部有凹陷。

3.双子宫 两侧Mullerian管未融合而成双子宫。两个子宫均为梭形，各与一输卵管相连，两个子宫颈共有一个阴道，阴道可有分隔或无分隔。

4.纵隔子宫 两侧Mullerian管虽然融合，但其间的纵隔全部未吸收，子宫造影示双宫腔。宫底无弧形凹陷，宫体外形则与正常相似。

5.鞍形子宫 为轻度双角子宫，两侧Mullerian管相当于子宫底部融合不全，宫底部出现一浅的弧形凹陷（图5-13C、D）。

【鉴别诊断】 双角子宫、双子宫、纵隔子宫之间的鉴别。

【特别提示】 对于临床怀疑为子宫畸形的患者应首选子宫MRI检查，其次是超声和子宫输卵管造影。

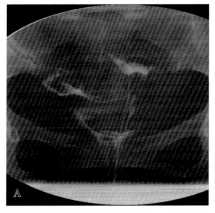
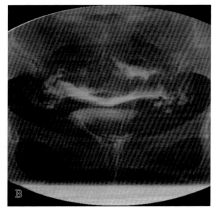

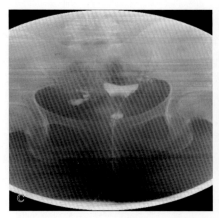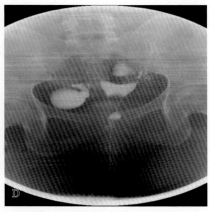

图5-13　子宫先天性畸形造影X线表现

A、B.单角子宫，子宫造影宫腔似梭状，右侧输卵管显影，左侧输卵管未见显影；
C、D.鞍形子宫，子宫底部边缘光滑，弧形内陷，双侧输卵管壶腹部、伞部积水

（二）子宫输卵管炎

【**病因病理和临床表现**】　子宫输卵管炎多为链球菌、葡萄球菌及淋球菌等细菌感染，而引起子宫内膜炎、子宫体炎、输卵管卵巢炎。病理上急性子宫输卵管炎显示充血、水肿，继而形成积脓；慢性期发生宫腔粘连、输卵管粘连，甚至闭塞。急性期多表现高热、下腹痛、白带多或子宫出血；慢性期主要有腰背部痛、坠胀感和月经失调。

【**诊断要点**】　慢性子宫输卵管炎主要改变如下所述。

1.输卵管管腔粗细不均，但管壁仍较柔软。

2.输卵管阻塞，阻塞端管腔扩大，且复查片显示对比剂不能进入盆腔。

3.输卵管积水，表现梗阻外侧输卵管明显扩张（图5-14）。

4.输卵管部分粘连，通而不畅，对比剂进入其中弥散不佳。

5.宫腔受累则形态不规则，粘连处可呈不规则充盈缺损。

【**鉴别诊断**】　慢性子宫输卵管炎和子宫输卵管结核鉴别，子宫输卵管结核管腔狭窄、僵直，边缘不规则，可见龛影、多发小窦道形成。

【**特别提示**】　急性子宫输卵管炎不宜行子宫输卵管造影，以防止感染扩散。

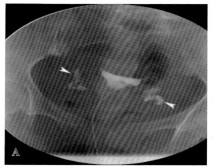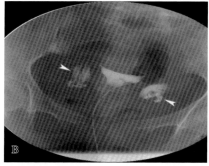

图5-14　子宫输卵管炎造影X线表现

双侧输卵管壶腹部、伞部积水（白箭），管壁光整

（三）子宫输卵管结核

【病因病理和临床表现】　子宫输卵管结核大多继发于肺结核，其次为腹膜结核，多由血行感染所致。结核杆菌侵犯子宫内膜，可使宫腔失去原有形态，狭窄变形，内膜表面有许多粟粒状结节或小溃疡。结核最易侵犯输卵管壶腹部，侵入管壁深层，使输卵管僵直变形，侵入黏膜，则黏膜破溃形成溃疡，扩散至浆膜，引起浆膜炎，使输卵管与周围组织粘连。患者常见消瘦、乏力、午后盗汗等，可伴不孕。

【诊断要点】

1.X线平片　可见输卵管、卵巢及子宫多发散在钙化灶。

2.子宫输卵管造影

（1）子宫内膜结核常表现为宫腔边缘不规整，严重时宫腔狭小、变形。

（2）输卵管管腔粗细不均，有多发明显狭窄、变细，管壁僵直如钢丝状（图5-15A）。

（3）输卵管边缘不整，呈锯齿状，伴龛影或斑点状缺损，或多发小窦道形成，充盈对比剂时呈植物根须状表现。

（4）输卵管伞端粘连，呈小囊状或串珠状，输卵管伞端梗阻，可有局限膨大，似花蕾状，亦有大囊状或分节状，严重者完全闭塞（图5-15B）。

【鉴别诊断】　慢性子宫输卵管炎鉴别，见子宫输卵管炎描述。

【特别提示】　子宫输卵管结核特征性表现是子宫输卵管壁僵硬，输卵管溃疡形成进而形成多发小窦道，充盈对比剂时呈植物根须状表现。

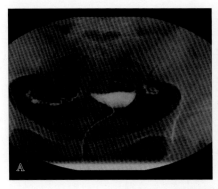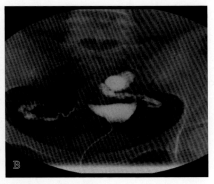

图5-15　子宫输卵管结核造影X线表现

A.双侧输卵管管壁毛糙，管腔粗细不均；B.双侧输卵管壶腹部、伞部囊状、串珠状扩张，左侧双输卵管伞端局限性膨大

（四）节育环的X线诊断

【病因病理和临床表现】　子宫腔内放置节育环，是简便有效的避孕方法，可靠性达90%以上。节育环有多种形状，国内以金属圆形单环最多见，其次为T形及花瓣状。X线检查对节育环的位置、形状、判断有无脱落能做出可靠的评估，是最常用的检查方法。

【诊断要点】

1.盆腔透视　常取立位。因子宫的位置并非固定不变，常有程度不同的前后倾或斜倾，故节育环的正常位置和形状亦有较大差异。立位与卧位上下可有0.5～4cm的变动。

2.盆腔平片

（1）节育环正常位置：一般位于耻骨联合上方，卧位为2～10cm，立位为2～8cm，居中线或偏一侧，中线两旁3cm范围内（图5-16A）。

（2）节育环的正常形状：圆形单环常见有正圆形、扁圆形、长圆形及一字形4种。节育环的形状与宫体倾移和宫缩有关，宫体过度倾斜时，节育环的形状常为一字形，常见的节育环形态异常包括环断裂、环扭曲和环变形。

（3）节育环脱出：盆腔摄片无金属环形，但需注意非金属坏是不能显影的。

（4）节育环游入腹腔：显示节育环超出正常位置范围（图5-16B），

宫腔造影检查或放置宫腔内显示器时，见节育环位于宫腔之外或与显示器有明显的距离。

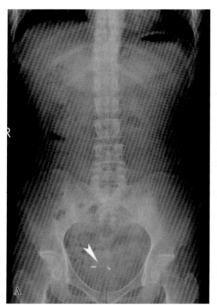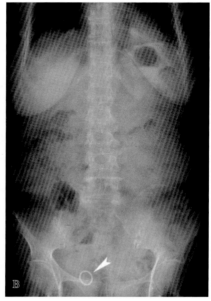

图5-16 正常节育环及节育环脱出X线表现

A.正常节育环位置（白箭）；B.节育环脱出（白箭）

十一、男性生殖系统疾病

对于男性生殖系统疾病，主要影像学检查技术是超声、CT和MRI检查，而X线检查，很少涉及，因此本节中不再叙述。

第四节　泌尿生殖系统常见疾病X线鉴别诊断

一、肾脏数目、位置异常

肾脏数目、位置异常多见于泌尿系统先天性疾病，如肾缺如、异位肾、肾脏旋转异常等，鉴别诊断见表5-1。

表5-1　肾脏数目、位置异常鉴别诊断思路

疾病名称	临床特点	X线特征
肾缺如	一般无任何临床症状，多为偶尔检查发现	一侧肾影缺如，对侧肾脏代偿性增大
异位肾	可无任何症状	静脉肾盂造影示肾盂、肾盏及输尿管显影，但位置异常，多伴肾旋转异常
肾脏旋转异常	一般无症状	静脉肾盂造影示肾盏指向前、后或内侧，输尿管上段不同程度外移

二、肾脏形态及轮廓异常

肾脏形态、轮廓异常可为单侧或双侧肾影增大、缩小、肾影模糊不清，局部轮廓改变等，可见于肾本身因素、肾周病变等，常见病变鉴别诊断见表5-2。

表5-2　肾脏形态、轮廓异常鉴别诊断思路

疾病名称	临床特点	X线特征
重复肾	常见发热，尿痛等尿路感染症状	静脉肾盂造影显示两套肾盂、肾盏及输尿管
融合肾	多见于男性，可无症状	两肾下肾盏距离缩短，上肾盏距离增大，两肾盂肾盏多旋转不良
多囊肾	多有家族史，可表现为腹部肿块、肾区疼痛、高血压和血尿等	双侧肾影不规则或分叶状增大，静脉肾盂造影显示双侧肾盂、肾盏移位、拉长、变细和分离
肾肿瘤	早期多无临床症状，晚期可触及腹部肿块，恶性者可伴有无痛性肉眼血尿、腹部疼痛等	肿瘤较大时患侧肾影增大，静脉肾盂造影显示肾盂、肾盏不同程度受压变形、移位，恶性者可伴有肾盂、肾盏破坏
肾周脓肿	常有高热、寒战、腰痛，白细胞升高	肾影正常或增大，轮廓模糊不清，脓肿较大，则肾区可见肿块影
肾周血肿	外伤史，肾区疼痛、血尿	肾区高密度影，肾和腰大肌轮廓不清

三、肾脏、输尿管及膀胱区高密度影

多为结石所致，也可见于肾脏、输尿管及膀胱肿瘤或感染性病变合并钙化、腹盆腔淋巴结钙化、静脉石、前列腺钙化或肠道内容物等，鉴别诊断见表5-3。

表5-3　肾脏、输尿管及膀胱区高密度影鉴别诊断思路

疾病名称	临床特点	X线特征
肾结石	常有腰痛、血尿	阳性结石显示肾区类圆形、三角形、鹿角状、珊瑚状、桑葚状高密度影，侧位片上高密度影与脊柱重叠，阴性石静脉肾盂造影多表现为边缘光整的充盈缺损
输尿管结石	肾绞痛、血尿	阳性结石显示输尿管区长轴与输尿管走行一致的高密度影，阴性结石静脉肾盂造影显示圆形或卵圆形充盈缺损，常见于输尿管的三个生理性狭窄区，多伴有以上输尿管及肾盂肾盏不同扩张、积水
膀胱结石	排尿疼痛、尿频、尿流突然中断及血尿等	膀胱区类圆形、椭圆形致密影或充盈缺损影，可随体位而变化
肿瘤钙化	腹部肿块及压迫症状等	多为斑点状、斑块或弧线状致密影，位于肿块内或边缘
结核钙化	既往可有结核病史，及其相应的临床症状	肾结核钙化多表现为沙粒状、云絮状、甚至全肾钙化；输尿管结核，可呈节段性条状或双轨道状钙化
肠系膜淋巴结钙化	无特异临床症状，既往可有结核病史	类圆形，散在多发，侧位多位于前腹部
静脉石	无临床症状	圆形或类圆形，边缘光整，双侧多见，多位于盆腔两侧静脉丛区
前列腺钙化	中老年男性，多伴有排尿困难等前列腺增生症状	耻骨联合附近，多发小圆形或不规则致密影
肠道内容物	常有便秘史	沿肠管分布，形态多不规则

四、肾盂肾盏形态异常

除尿路梗阻所致肾盂肾盏积水外，还包括肾盏肾盂受压变形、肾盂肾盏破坏及充盈缺损，常见病变鉴别诊断见表5-4。

表5-4 肾盂肾盏形态异常鉴别诊断思路

疾病名称	临床特点	X线特征
肾结核	典型表现为尿频、尿急、血尿，有时脓尿、尿痛，全身症状可有体重减轻、低热、乏力及贫血	肾实质内云絮状或弧形钙化，甚至全肾钙化，静脉肾盂造影典型者肾小盏杯口模糊、不光整，呈虫蚀状破坏，严重时肾显影不佳，甚至不显影
肾盂肾炎	间断发热、尿频、尿急、尿痛及血尿等	早期一般无明显改变或少数可见肾影增大，晚期则见肾缩小，静脉肾盂造影显示肾实质及肾盂肾盏显影延迟且浅淡，轮廓模糊，严重者肾盂肾盏广泛变形、扩张
肾或肾周脓肿	常有高热、寒战、腰痛，白细胞计数升高	肾影正常或增大，轮廓模糊不清，脓肿较大，则肾区可见肿块影，静脉肾盂造影部分可见肾盂肾盏弧形受压
肾结石	常有腰痛、血尿	阳性结石显示肾区类圆形、三角形、鹿角状、珊瑚状、桑葚状高密度影，侧位片上高密度影与脊柱重叠，阴性石静脉肾盂造影多表现为边缘光整的充盈缺损
肾囊肿	多数无临床症状	囊肿向外生长，可见肾轮廓的改变，少数囊壁可见壳状或弧线钙化，囊肿较大时，可见肾盂、肾盏受压变形，但不造成破坏
肾癌	肉眼血尿、腹部肿块、腹部疼痛	肾影正常或增大，静脉肾盂造影显示肾盂、肾盏受压变形、移位，浸润肾盏时肾盏形态、轮廓不规整，典型者呈"蜘蛛足"状
肾盂癌	肉眼血尿、腹部肿块、腹部疼痛	肾盂肾盏内不规则的充盈缺损，肾盂肾盏破坏、受压、变形、分离或聚拢，可伴有肾盂和肾盏扩张、积水

参 考 文 献

白人驹，张雪林，2010. 医学影像诊断学［M］. 3版. 北京：人民卫生出版社.

杜凡，汪卫中，2013. X线诊断手册［M］. 2版. 北京：人民军医出版社.

韩萍，于春水，2019. 医学影像诊断学［M］. 4版. 北京：人民卫生出版社.

李松年，2002. 中华影像医学－泌尿生殖系统［M］. 北京：人民卫生出版社.

第6章

骨骼系统

第一节　骨与关节的正常X线表现

一、正常骨

人体骨骼按照形态差异分为长短骨、扁骨和不规则骨，但结构大致相同，均由骨膜、骨皮质、骨松质和骨髓腔组成。

正常骨膜和骨周围的软组织在X线片上难以区分，因此诊断主要依赖CT及MRI。

骨皮质为密质骨，密度均匀致密，在骨干中段最厚，向两端逐渐变薄。骨皮质内缘与骨松质相连。

骨松质由骨小梁和其间的骨髓所构成，在X线片上显示为网络样骨纹理，密度低于骨皮质。

骨髓腔常因骨皮质和骨小梁的遮盖而显示不清，骨髓腔的骨干段可显示为边界不清、较为透亮的带状区（图6-1）。

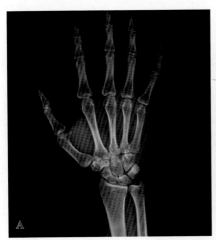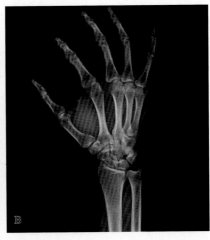

图6-1　右手正常X线表现

A.右手正位片；B.右手斜位片：骨小梁显示清晰，骨皮质连续、光整

二、正常关节

关节为两骨或数骨的连接部分，分为可动关节和不可动关节，前者结构复杂。主要由关节骨端、关节软骨、关节囊、关节囊内层衬以的滑膜、关节腔内的少量滑液构成。由于除骨端外其余各组织之间的密度差别不大，缺乏明确的天然对比，在X线片上无法显示各自的形态和结构，观察常受到较大的限制（图6-2）。

婴幼儿和儿童的四肢大关节的骺软骨中都有二次骨化中心，并不断骨化增大。

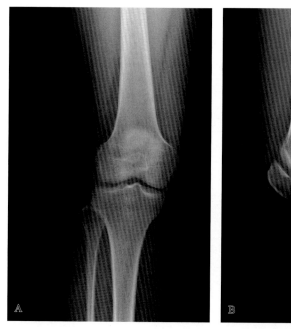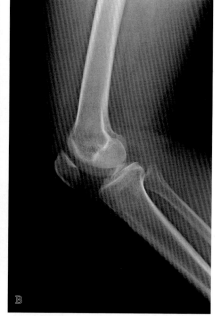

图6-2 膝关节正常X线表现

A.右膝关节正位片；B.右膝关节侧位片：关节在位，骨小梁显示清晰，骨皮质连续、光整

第二节　骨质基本病变

一、骨质疏松

　　骨质疏松是指单位体积内正常钙化的骨组织减少，即骨组织的有机成分和钙盐含量减少，但其比例仍正常。组织学变化是骨皮质变薄，哈氏管扩大和骨小梁减少。骨质疏松见于多种疾病。广泛性骨质疏松主要是由于成骨减少，老年、绝经期后妇女营养不良、代谢或内分泌障碍可继发骨质疏松。局限性骨质疏松多见于失用，如骨折后、感染、恶性骨肿瘤等和因关节活动障碍而继发骨质疏松。

　　X线特点：

　　1.主要是骨密度减低（图6-3）。在长骨中可见骨松质骨小梁变细、减少、间隙增宽，骨皮质出现分层和变薄。

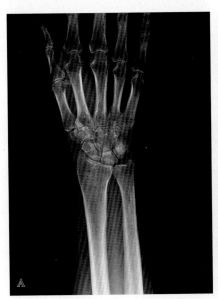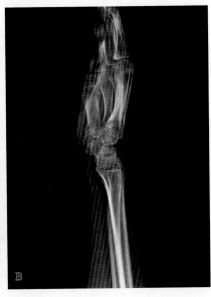

图6-3　骨质疏松

　　A.右腕关节正位片；B.右腕关节侧位片：右腕诸掌指骨骨质密度减低，骨小梁稀疏，骨皮质完整

2.疏松的骨骼容易发生骨折。

3.只根据骨质疏松难以对病因做出判断。

二、骨质软化

骨质软化是指单位体积内骨组织有机成分正常，而矿物质含量减少，因此，骨内的钙盐含量降低，骨发生软化。组织学上显示骨样组织钙化不足，常见骨小梁中央部分钙化，而外面围以一层未钙化的骨样组织。在成骨过程中，骨样组织的钙盐沉积发生障碍，即可引起骨质软化。造成钙盐沉积不足的原因可以是维生素D缺乏，肠道吸收功能减退，肾排泄钙磷过多和碱性磷酸酶活力减低。骨质软化为全身性骨病，发生于生长期为佝偻病，于成年为骨软化症。亦可见于其他代谢性骨疾病。

X线特点：

1.主要是由于骨内钙盐减少而引起的骨密度减低，以腰椎和骨盆最为明显。

2.承重骨骼常发生各种变形，如膝内翻、三叶形骨盆等。

3.X线可见假骨折线，好发于耻骨支、肱骨、股骨上段和胫骨等。

4.与骨质疏松不同的是骨小梁和骨皮质边缘模糊，是因骨组织内含有大量未经钙化的骨样组织所致。

三、骨质破坏

骨质破坏是局部骨质为病理组织所代替而造成的正常骨组织消失，常由病理组织本身或其引起的破骨细胞生成和活动增强所致，骨松质或骨皮质均可发生破坏（图6-4）。

X线有时不易于区分骨松质和骨皮质的破坏。骨质破坏主要依赖CT征象，观察破坏区的部位、数目、大小、形状、边界和邻近骨质、骨膜、软组织的反应等，进行综合分析。

四、骨质增生

骨质增生硬化是指单位体积内骨量增多，由成骨增多或破骨减少或两者同时存在所致（图6-5）。大多是因病变影响成骨细胞活动所致，属于机体代偿性反应，多见于退行性骨病，随年龄增长越发明显，少数是

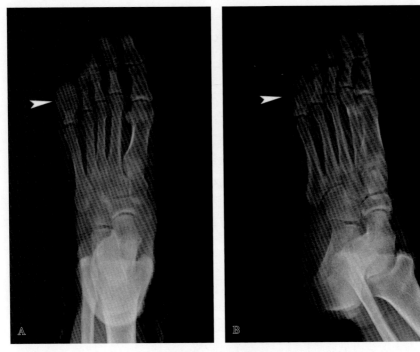

图6-4　骨质破坏

A.左足正位片；B.左足正斜位片：左第5趾骨膨胀性骨质破坏（白箭），骨小梁及骨皮质破坏、吸收，边缘模糊

因病变本身成骨，如肿瘤细胞成骨。组织学上可见骨皮质增厚、骨小梁增粗增多。多数是局限性骨增生，见于慢性炎症、外伤和某些原发性骨肿瘤，如骨肉瘤、成骨性转移瘤。少数为普遍性骨增生，骨皮质与骨松质多同时受累。亦见于某些代谢或内分泌障碍如甲状旁腺功能低下或中毒性疾病，如氟中毒。

X线特点：

1.骨质密度增高，伴有或不伴有骨骼的增大。

2.骨小梁增粗、增多、密集，骨皮质增厚、致密，明显者则难以分清骨皮质与骨松质。

3.发生于长骨者可见骨干粗大，骨髓腔变窄或消失。

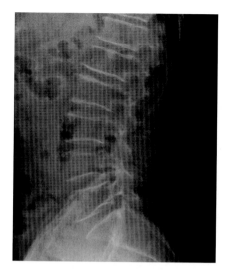

图6-5 骨质增生

腰椎侧位片：$T_{12} \sim L_5$椎体边缘不同程度唇样骨质增生

五、骨膜反应

骨膜反应又称骨膜增生，是因骨膜受刺激，骨膜内层成骨细胞活动增加形成骨膜新生骨，通常表示有病变存在。组织学上，可见骨膜内层成骨细胞增多，有新生的骨小梁。

X线特点：

1.早期是一段长短不定、与骨皮质平行的细线状致密影，与骨皮质间可见 1～2mm 宽的透亮间隙。

2.骨膜新生骨增厚，常见的有与骨皮质表面平行排列的线状、层状或花边状骨膜反应（图6-6）。

3.骨膜增生的厚度与范围同病变发生的部位、性质和发展阶段有关。一般发生于长骨骨干的较明显，炎症较广泛，而肿瘤较局限。随着病变的好转与痊愈，骨膜增生可变得致密，逐渐与骨皮质融合，表现为皮质增厚。如引起骨膜反应的病变进展，已形成的骨膜新生骨可被破坏，破坏区两侧的残留骨膜新生骨呈三角形，称为Codman三角。痊愈后，骨膜新生骨还可逐渐被吸收。

4.骨膜增生多见于炎症、肿瘤、外伤、骨膜下出血等。在恶性骨肿瘤中，骨膜增生可受肿瘤侵蚀而被破坏。

5.只根据骨膜增生的形态，不能确定病变的性质，需结合其他表现才能作出判断。

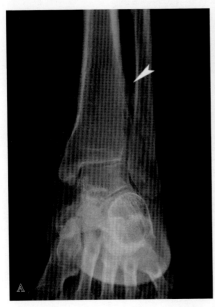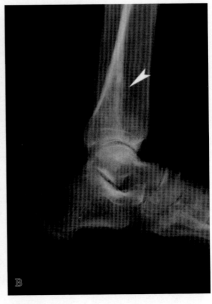

图6-6　骨膜反应

A.左踝关节正位片；B.左踝关节侧位片：左胫腓骨下段骨皮质毛糙，可见葱皮样骨膜反应（白箭）

六、骨质坏死

骨质坏死是指骨组织局部血液供应的中断而导致代谢的停止，坏死的骨质称为死骨。组织学上是骨细胞死亡、消失和骨髓液化、萎缩。

X线特点：

1.死骨表现为骨质局限性密度增高。其原因：一是死骨骨小梁表面有新骨形成，骨小梁增粗，骨髓内亦有新骨形成即绝对密度增高；二是死骨周围骨质被吸收，或在肉芽、脓液包绕衬托下，死骨亦显示为相对高密度。

2.死骨的形态因疾病的发展阶段而不同，并随时间延长而逐渐被吸收。

3.骨质坏死多见于慢性化脓性骨髓炎，也见于骨缺血性坏死和外伤骨折后。

第三节　关节基本病变

一、关节肿胀

关节肿胀常由于关节积液或关节囊及其周围软组织充血、水肿、出血和炎症所致（图6-7）。

X线特点：

1.关节间隙增宽，关节周围密度增高，关节周围软组织形态改变。

2.脂肪垫、脂肪层移位变形、软组织肿胀等。

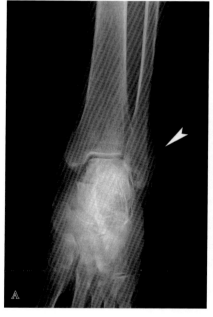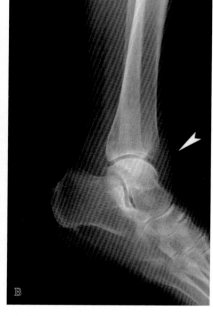

图6-7　关节肿胀

A.左踝关节正位片；B.左踝关节侧位片：左踝关节周围软组织肿胀（白箭）

二、关节破坏

关节破坏是骨性关节面骨质及其覆盖在其表面的关节软骨为病理组织侵犯、代替所致。

X线特点：

1.关节破坏累及关节软骨时，可见关节间隙变窄（图6-8）。在累及关节面骨质时，则出现相应区的骨破坏和骨缺损。

2.破坏的部位与进程因疾病而异。急性化脓性关节炎，软骨破坏开始于关节承重面或从关节边缘侵及软骨下骨质，软骨与骨破坏范围有时十分广泛。关节滑膜结核，软骨破坏开始于边缘，逐渐累及骨质表现为边缘部分的虫蚀状破坏。类风湿关节炎到晚期才引起关节破坏，也从边缘开始，多呈小囊状。

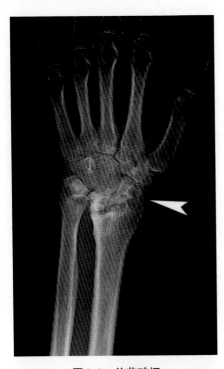

图6-8 关节破坏

左腕关节正位片：左侧尺桡骨、腕骨及关节面多发骨质破坏，关节间隙变窄（白箭）

3.当关节严重破坏时，可导致关节脱位、半脱位、畸形。

三、关节退行性变

关节退行性变早期改变开始于软骨，为缓慢发生的软骨变性、坏死和溶解。骨板被吸收并逐渐为纤维组织或纤维软骨所代替，广泛软骨坏死可引起关节间隙狭窄，继而造成骨性关节面骨质增生硬化，并于骨缘形成骨赘。关节退行性变多见于老年人，以承受体重的脊柱和髋、膝关节为著；也见于运动员和搬运工人，由于慢性创伤和长期承重所致。不少职业病和地方病可引起继发性关节退行性变。

X线特点：

1.早期表现为骨性关节面模糊、中断、消失。

2.中期表现为关节间隙狭窄、软骨下骨质囊变和骨性关节面边缘骨赘形成（图6-9），不发生明显骨质破坏，一般无骨质疏松。

3.部分可见关节囊肥厚、韧带骨化。

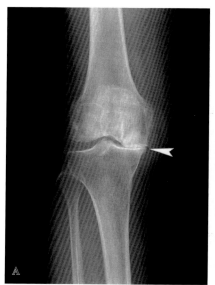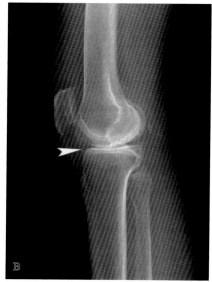

图6-9 关节退行性变

A.右膝关节正位片；B.右膝关节侧位片：右膝关节组成骨骨质增生，关节面硬化，关节面下见小囊性灶，内侧关节间隙狭窄（白箭）

四、关节强直

关节强直可分为骨性与纤维性两种。骨性强直是关节明显破坏后，关节骨端由骨组织所连接，可见骨小梁贯通于两关节面之间，或关节间隙完全消失，两关节端呈骨性融合。关节强直常见于化脓性关节炎、关节结核愈合后。

X线特点：

1.骨性强直（图6-10） 关节间隙明显变窄或消失，并由骨小梁通过关节连接两侧骨端，多见于急性化脓性关节炎愈合后。

2.纤维性强直 可出现狭窄的关节间隙，且无骨小梁贯穿，常见于关节结核。

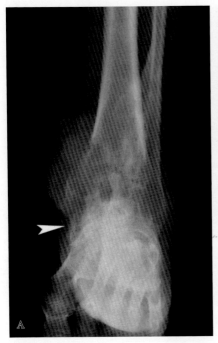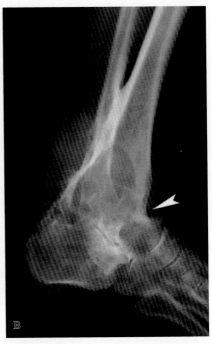

图6-10 关节强直

A.左踝关节正位片；B.左踝关节侧位片：左踝关节、跟距关节及下胫腓关节骨质增生、破坏，葱皮样骨膜反应，踝关节骨性强直（白箭），跟距关节退行性改变，周围软组织肿块形成

五、关节脱位

关节脱位是构成关节的两个骨端的正常相对位置的改变或距离增宽（图6-11）。常见原因为外伤性、先天性和病理性。

X线特点：

1.关节组成骨完全脱开为全脱位，部分脱开为半脱位，表现为相对的关节面尚有部分在一起。

2.外伤性脱位有明显的外伤史并常伴骨折。

3.先天性者常见于婴幼儿，有一定的好发部位，如先天性髋关节脱位。

4.继发于关节和邻近组织的疾病的脱位为病理性脱位，如化脓性、结核性和类风湿关节炎均可引起关节脱位。

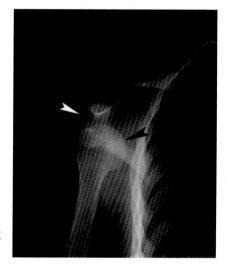

图6-11 关节脱位

右肩关节正位片：右肱骨头向前下移位（黑箭），位于前下关节盂下缘（白箭）

第四节 骨与关节先天性发育畸形

一、先天性肩胛骨高位症

【病因病理和临床表现】 在胚胎3个月时，肩胛骨未完全下降至胸部后方的正常位置为先天性肩胛骨高位症。临床表现为双侧肩胛骨不对称，患侧较健侧高3～10cm。患肢外展、上举受限。

【诊断要点】

1.患侧肩胛骨小而高，上缘平或超过第1肋骨头。

2.肩胛盂小而浅，肩锁关节位置高。

3.肩胛骨与下颈椎棘突间可有骨桥相连。

4.常伴其他畸形，如颈椎半椎体、先天性脊柱侧弯等。

二、并指（趾）畸形

【病因病理和临床表现】 并指（趾）畸形是遗传性疾病，可能是胚胎7～8个月时轻微损伤使手指（足趾）发育停止所致。并指（趾）为最常见的手（足）畸形。单侧或双侧均可发生，男女发病比例约为2∶1。

【诊断要点】

1. 畸形常发生在中、环指及第 2、3 趾。

2. 也可多指合并，拇指极少累及。

3. 指端并指畸形表现为仅末节指指合并。

4. 连接指间的组织可仅为软组织（图 6-12），也可有部分骨连接。

5. 常伴有多指、短指等畸形。

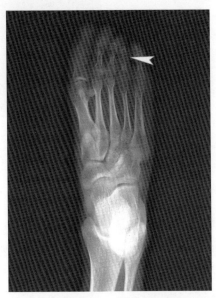

图 6-12　并趾畸形

右足正位片：右足第 2～4 趾软组织局部融合（白箭）

三、马德隆畸形

【病因病理和临床表现】　马德隆畸形为常染色体显性遗传，通常为对称性双侧发病。多发病于女性，多于 6～13 岁发病。马德隆 1878 年首先描述了此种畸形，故命此名。本畸形是因桡骨远端内侧骨骺发育障碍，而外侧骨及尺骨发育正常，当骨骺及骨干继续生长时，桡骨向外后方凸弯，下端关节面倾斜，下尺桡关节向后半脱位（图 6-13）。临床特征性表现为手背向后背屈，尺骨茎突异常突出，而致手与前臂的外形恰如上了刺刀的步枪，肘、腕关节活动受限。

【诊断要点】

1.桡骨变短，向外侧、背侧弯凸，以远端明显，使尺骨茎突明显突出。

2.特征性变化为桡骨远端关节面向尺侧掌侧倾斜，月骨向桡侧半脱位。

3.尺桡骨间隙增宽，远端关节面之间的角度变小，常为锐角。

4.近侧腕骨也失去正常弧度，而呈锥形排列，测量腕骨角变小。

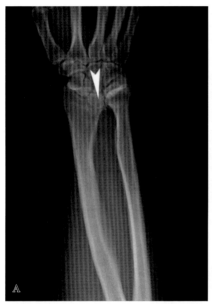 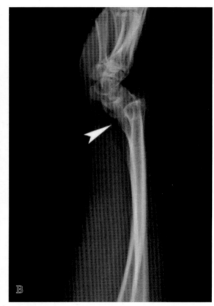

图6-13　马德隆畸形

A.右尺桡骨中下段正位片；B.右尺桡骨中下段侧位片：右桡骨变短，向外侧、背侧弯凸，尺桡骨远端关节面向内倾斜，呈"V"形（白箭）

四、先天性髋内翻

【病因病理和临床表现】 先天性髋内翻是股骨颈骨化障碍所致。大多数为单侧发病，亦可双侧对称发生。主要表现为无痛性跛行，患肢短缩，大转子（粗隆）抬高、凸出。一般在5岁左右即有明显X线改变。

【诊断要点】

1.股骨颈短粗、弯曲，干颈角变小（正常120°～140°），近成直角。

2.股骨头内下移位,但其大小及结构正常。

3.股骨粗隆上移可成最高点。

4.骨线不规整并增宽,略呈上下方向。

【鉴别诊断】

1.股骨头缺血坏死　股骨头致密、扁平、变形,股骨颈粗短,股骨头、颈无分离现象。

2.先天性髋关节脱位　股骨头骨化中心发育不良或缺如,并向外上方移位,髋臼发育不良伴髋关节半脱位或脱位。

五、先天性髋关节脱位(髋臼发育不良)

【病因病理和临床表现】　先天性髋关节脱位女性多见,为男性的5～10倍。可单侧或双侧发病。可能病因是由于出生前或新生儿时期髋关节囊松弛所致。继发性改变包括髋臼发育不良(图6-14)、关节囊增大、股骨前倾和关节周围肌肉挛缩等。患儿站立和行走较晚。单侧者表现为跛行,双侧者行走左右摇摆如鸭步。患肢短缩,臀部皱裂加深、增多。患肢股骨头凸出,髋外展受阻,牵拉推送患肢,股骨头可如"打气筒"样上下移动。早期治疗效果好,一般3岁以内行非手术治疗,4～7岁一般采取手术复位,8岁以后手术疗效不理想,故早期诊断有重要意义。

【诊断要点】

1.股骨头骨骺核出现前

(1)髋臼顶发育不良,呈斜坡状,髋臼角(骨盆正位上,两侧"Y"形软骨中心连线与髋臼面上下缘连线所形成的夹角)加大,可达$50° ～ 60°$。

(2)常采用Von-Rosen法(两大腿外展45°、内旋位)投照,正常情况下股骨长轴的延长线通过髋臼的外侧部分及腰骶关节水平。若脱位,则此线在髋臼以外,与脊柱相交在腰骶关节水平以上。

(3)Shenton线(为股骨颈下缘与耻骨上支下缘所形成的弧线)连续性中断。

2.股骨头骨骺核出现后,除髋臼发育不良的表现外,尚有以下表现。

(1)股骨头骨化中心发育小,不规整,或出现延迟。

（2）股骨头向外、向上移位。

（3）最常采用的方法是将髋关节分成四个区，即Perkin方格，正常股骨头应在内下分区。

（4）髋关节脱位后常影响患肢的发育。股骨发育细小，坐骨、耻骨及髂骨翼发育亦均小于健侧，骨盆向健侧倾斜。

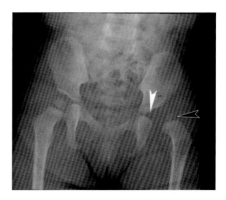

图6-14　先天性髋关节脱位（髋臼发育不良）

骨盆正位片：左侧髋臼窝发育变浅（白箭），股骨头向外上移位（黑箭）

六、马蹄内翻足

【病因病理和临床表现】　马蹄内翻足为常见的足部畸形，可能与胎儿位置有关。主要病理改变是内侧跟腱短缩、舟骨向内旋转移位、跟骨屈内翻、距骨头脱位。本病出生时即存在，一侧或两侧均可发生。

表现为3种畸形：整个足依其长轴内翻，足内侧缘向上，外侧缘向下；距小腿关节跖屈呈马蹄足；前足内收（跖内翻）。

【诊断要点】

1.附骨发育不良（图6-15）及位置异常。

2.距骨扁而宽，距骨中轴线远离第1跖骨（正常通过第1跖骨）。

3.舟骨变短而阔，向内上后方移位。

4.跟骨短而宽，向内翻转并向后上方移位，几乎与胫骨相接触。

5.跖骨互相靠拢重叠，第5跖骨肥大，第1跖骨萎缩。

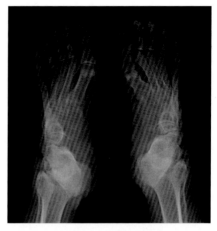

图6-15　马蹄内翻足

双足正位片提示双侧附骨发育不良，跖骨互相靠拢重叠

七、脊椎畸形

（一）半椎体及蝴蝶椎

【病因病理和临床表现】　椎体有两个左右成对的软骨骨化中心。若两个均不发育，则可引起椎体缺如。若其中的一个发育不全形成半椎体畸形，两个软骨骨化中心融合失败则导致蝴蝶椎发生，X线上所见形似蝴蝶的双翼（图6-16）。

【诊断要点】

1.出生时，半椎体较小，呈圆形或椭圆形，偏于一侧。在发育过程中，由于负重的影响，可逐渐变成尖向内的楔形，故又称楔形椎。

2.一个或多个同侧半椎体，或多个半椎体而两侧非对称性分布时，常引起脊椎侧弯畸形。

3.胸部半椎体常伴肋骨发育畸形（发育小、肋骨联合等），多发生在半椎体的对侧。偶尔可并发一侧肺发育不全。

4.椎体形成左右对称的两个三角形骨块，骨块中央不连。

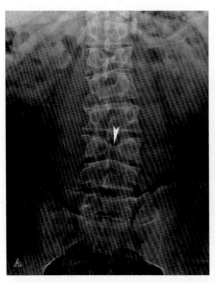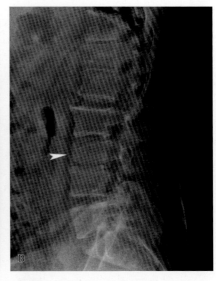

图6-16　蝴蝶椎

A腰椎正位片；B.腰椎侧位片：T_{12}、L_3椎体呈蝴蝶翼样改变，中央不连（白箭）

（二）移行椎

【病因病理和临床表现】 移行椎是最常见脊柱发育的畸形，胚胎早期间叶性原椎分节不全，或分节过多等错分节所造成的畸形。

【诊断要点】

1.移行椎的整个脊椎总数不变，某段脊椎数目减少或增加，而另段脊椎相应增加或减少来补偿。

2.包括胸椎腰化、腰椎骶化、骶椎腰化、骶椎尾化、尾椎骶化等。

3.正常 L_3 椎体横突长，L_4 椎体横突短，L_5 椎体横突宽，可借此大致判定。

4.腰椎骶化者显示 L_5 椎体单侧或双侧横突增大，与髂骨形成假关节。

5.骶椎腰化者显示 S_1 与 S_2 分离，形成假关节。

第五节 骨与关节创伤

骨与关节创伤是常见病、多发病，影像学检查是临床诊断和观察疗效的主要手段。X线平片仍然是诊断、观察骨折并指导临床治疗的最简便有效而常用的方法，但不能直接显示软组织结构，MRI可补充其不足。CT的价值是克服了平片的重叠，适于检查复杂的骨结构，三维重组图像有利于指导骨折整复治疗。

一、骨折

【病因病理和临床表现】 骨折（fracture）是指骨的连续性中断，包括骨小梁和（或）骨皮质的断裂。根据作用力的方式和骨本身的情况，骨折可分为创伤性骨折、疲劳骨折和病理骨折。儿童由于骨骺的存在及骨的韧性好，可以发生骨骺骨折及青枝骨折。外伤为骨折的最常见原因，外伤后一般导致骨的连续性中断、包括骨小梁骨折和（或）骨质断裂。大部分骨折可以在X线上观察，但复杂部位骨折，如骨盆、脊柱、膝关节等需加扫CT检查。临床表现为疼痛、肿胀、畸形。

【诊断要点】

1.骨折线为锐利而透明的骨裂缝。根据骨折线的形态又可分为横行骨折、斜行骨折和螺旋骨折等。骨折断裂3块以上者称为粉碎性骨折。

2.骨的连续性完全中断，称为完全骨折，而只有部分骨皮质、骨小梁断裂时，称为不完全骨折，仅表现为骨皮质的皱褶、成角、凹折、裂痕和骨小梁中断。

3.儿童青枝骨折常见于四肢长骨骨干，表现为骨皮质发生褶皱、凹陷或隆起而不见骨折线，似嫩枝折曲后的表现，骨内钙盐沉积较少而柔韧性较大为其成因，也属于不完全骨折。

4.肌腱、韧带牵拉造成其与骨的附着点发生骨的撕裂，称为撕脱骨折。

5.椎体骨折常表现为压缩骨折。

6.颅骨骨折表现为塌陷、线形或星芒状骨折。

7.骨折愈合的观察：骨折1周内形成的纤维骨痂及骨样骨痂，X线平片不能显示；2～3周后，形成骨性骨痂，表现为断端外侧与骨干平行的梭形高密度影，即为外骨痂。同时可见骨折线模糊，主要为内骨痂、环形骨痂和腔内骨痂的密度增高所致。

【鉴别诊断】

1.骨滋养动脉管影　X线显示条状低密度影，边缘较光整、规则，范围局限，周围软组织无肿胀。

2.干骺线　为横行低密度带，边缘呈不规则锯齿状，周围软组织间隙清晰。

【特别提示】　注意常见部位的骨折特点。

1.科利斯（Colles）骨折　指桡骨的远端距离远端关节面2.5cm以内的骨折，且伴有远侧断段向背侧移位和向掌侧成角，常合并尺骨茎突骨折和下尺桡关节分离。

2.肱骨外科颈骨折　骨折部位发生在肱骨解剖颈下2～3cm，多见于成人，可分为裂隙样骨折、外展骨折和内收骨折三型，常合并大结节撕脱骨折。

3.肱骨髁上骨折　常见于3～10岁的儿童，骨折分为伸直型和屈曲型，以伸直型多见。

4.股骨颈骨折　多见于老年人，特别是绝经后妇女。此类骨折极易损伤股骨头的供血血管，骨折愈合缓慢，易并发股骨头缺血性坏死。

二、关节脱位

【病因病理和临床表现】 脱位（dearticulation）是由于关节囊、韧带、肌腱被暴力损伤，使构成关节的骨端错位而失去正常的解剖关系，可分为完全脱位和半脱位。临床常表现为肿胀、疼痛、关节畸形、活动障碍。

【诊断要点】

1.完全脱位表现为关节组成诸骨的关节面对应关系完全脱位或分离。

2.半脱位为关节间隙失去正常均匀的弧度而分离移位，宽窄不均。

3.关节脱位常并发邻关节肌腱附着部的撕脱骨折。球窝关节脱位还常引起关节窝的骨折。

【鉴别诊断】 根据病史多可确诊，必要时行双侧对照或CT检查。

【特别提示】 注意常见部位的关节脱位。

1.肩关节脱位 常见于青壮年和老年人，分为前脱位和后脱位。前下方脱位易发生，占95%以上。患者有明显外伤史。伤肩疼痛、无力、酸胀和活动受限。体检见方肩畸形，杜加斯（Dugas）征阳性。

2.月骨脱位 月骨前脱位（月骨向掌侧脱位）为多，桡骨、月骨、头状骨、第3掌骨的中心连线，正常时在侧位片上呈一条直线，当月骨或月骨周围发生脱位时，此轴线会发生曲折或移位。

3.髋关节脱位 常合并股骨头或髋臼缘骨折及股骨头圆韧带窝的撕脱骨折，产生小骨片，可行CT检查予以明确。

三、脊柱骨折

【病因病理和临床表现】 脊柱骨折（spinal fracture）患者多有高处坠落史或由重物落下冲击头肩部的外伤史。由于脊柱受到突然的纵轴性暴力冲击，使脊柱骤然过度前屈，使受应力的脊椎发生骨折。脊柱骨折常见于活动范围较大的脊椎，如 C_5、C_6，T_{11}、T_{12}，L_1、L_2 等部位，以单个椎体多见。外伤患者出现局部肿胀、疼痛，活动功能障碍，甚至出现神经根或脊髓受压等症状。有些还可见脊柱局部轻度后突成角畸形。由于外伤机制和脊柱支重的关系，骨折断端常重叠或嵌入。

从生物力学角度脊柱分为前、中、后三柱：前柱包括前纵韧带及椎体、纤维环和椎间盘的前2/3；中柱包括椎体、纤维环和椎间盘的后1/3及后纵韧带；后柱为脊椎骨附件，骨性结构包括椎弓根、椎板、关节突、横突和棘突，软组织为椎间关节的关节囊、黄韧带、棘间和棘上韧带。

【诊断要点】

1.压缩骨折或楔形骨折：以胸腰椎最常见，损伤机制为脊柱过屈，引起前柱的压缩。X线表现为椎体前侧上部终板塌陷，皮质断裂，而后柱正常，致使椎体成楔形。

2.爆裂骨折　常可压迫脊髓，损伤机制为椎体的轴向压缩，形成上部和下部终板粉碎骨折。前中柱都受累，并有骨碎片突入椎管，同时也可有椎板骨折，椎弓间距加大（后柱受累）。

3.骨折-脱位　受伤机制为屈曲加旋转和剪力，三柱都有损伤。X线平片上，主要显示椎体脱位、关节突绞锁，常伴骨折。

【鉴别诊断】　脊椎病变所致的椎体压缩变形：如脊椎转移瘤所致的椎体骨折，常累及椎弓根，常伴有软组织肿块。

【特别提示】　脊椎骨折特别是爆裂骨折，在X线平片的基础上应进一步行CT检查予以明确，必要时还需做MRI检查。CT可以充分显示脊椎骨折、附件骨折和椎间小关节脱位、骨折类型、骨折片移位程度、椎管变形和狭窄及椎管内骨碎片或椎管内血肿等。但对显示韧带断裂、脊髓损伤、神经根撕脱和硬膜囊撕裂等情况不及MRI检查。

第六节　骨关节感染性病变

一、化脓性骨髓炎

【病因病理和临床表现】　化脓性骨髓炎是由化脓性细菌引起的骨组织（包括骨膜、骨密质、骨松质与骨髓组织）的感染。病变好发于儿童和少年的长骨干骺端，股骨下段、胫骨上段最多见，其次为肱骨、桡骨与髂骨，脊柱亦可发病，肋骨、颅骨少见。病原菌以金黄色葡萄球菌（占72%～85%）最多见，其次为链球菌和大肠埃希菌等。病菌可经血行播散、邻近软组织感染直接蔓延或通过开放性外伤和火器伤进入。

根据病情发展和病理改变，化脓性骨髓炎可分为急性和慢性化脓性骨髓炎。前者临床上起病急骤，可有寒战、高热等全身中毒症状，局部皮肤可见红、肿、热、痛。急性化脓性骨髓炎治疗不及时或不彻底，可转化为慢性化脓性骨髓炎。有的脓肿病灶局限于骨内，形成慢性骨脓肿（又称Brodie脓肿）；极少数慢性骨髓炎仅出现反复发作的局部软组织肿胀、疼痛，常由低毒感染引起，表现为骨质硬化，称为慢性硬化性骨髓炎（也称Garre骨髓炎）。

（一）急性化脓性骨髓炎

【诊断要点】

1.发病7～10天，骨质改变不明显，主要为软组织改变，邻近肌肉肿胀、肌层间的脂肪间隙模糊或消失，皮下软组织与肌肉间界线模糊。

2.发病2周左右，干骺端骨松质出现骨质稀疏，区域性骨小梁模糊以至消失，呈边缘模糊的斑点状透亮区。病灶继续蔓延，干骺端出现斑点状破坏区，并互相融合成较大的脓腔，累及骨皮质，形成不规则低密度破坏区，很少侵及骨骺或越过关节。

3.由于骨膜掀起和血栓性动脉炎，骨皮质血供障碍而出现死骨，表现为小片或长条状高密度致密影，死骨周围可见宽窄不一的透亮区。

4.由于骨膜下脓肿的刺激，骨皮质周围出现骨膜增生，表现为与骨干平行的分层状或花边状致密影。

5.病变早期骨膜增生量较少，密度较低，随病变发展，逐渐变厚及增浓，广泛的骨膜增生，常包围全骨或骨干的大部分，形成包壳，使骨干增粗、密度增高、边缘不规则。

（二）慢性化脓性骨髓炎

【诊断要点】

1.骨干不规则增粗，骨小梁粗大、不整齐，髓腔变小或局部闭塞。

2.骨膜下大片死骨形成及骨质增生反应明显增加，表现为一段骨干坏死，或大片呈长条状的死骨，其骨密度增高，骨结构不清，周围可见透亮带。

3.骨膜增生常很明显，可厚达1～2cm，形成致密的增白影，与残存的骨皮质融合在一起。

4.有时因大片的死骨存在，不易被吸收，骨膜下新骨不断形成，可将死骨包裹起来，在死骨外面形成骨壳。

5.骨壳可被脓液侵蚀，形成瘘孔，表现为边界清楚的类圆形透亮区，并可显示延伸至软组织的透亮瘘管。

（三）慢性硬化性骨髓炎（Garre骨髓炎）

【诊断要点】

1.骨皮质增厚，髓腔狭窄或消失，骨密度增高，骨干呈梭形增粗，边缘通常较光整。

2.病变一般较局限，软组织一般无肿胀。

3.慢性局限性骨脓肿主要表现为在长骨干骺端出现类圆形密度较低的骨质破坏区，边界清楚，边缘整齐，周边密度增高。

【鉴别诊断】

1.骨结核　儿童骨骺、干骺端结核，其起病慢、症状轻，以骨质破坏或骨质疏松为主，多无骨膜反应，常伴关节肿胀和积液。

2.尤因肉瘤　好发于骨干，以髓腔中心溶骨破坏为主，伴局限性软组织肿块。较少有反应性骨质增生和肿瘤骨，"葱皮"状骨膜增生较局限。病程发展较骨髓炎慢，一般以月计算。

3.骨嗜酸性肉芽肿　好发于骨干，呈囊状溶骨性骨质破坏，皮质可膨胀变薄，周边可见层状骨膜增生且局限，无软组织肿胀，临床起病相对较慢、症状较轻。

【特别提示】　X线平片对化脓性骨髓炎的诊断具有很大价值，但是对于早期化脓性骨髓炎的一些细微变化提供的帮助有限。CT检查可以显示早期细微骨质破坏改变，MRI检查在确定急性化脓性骨髓炎的髓腔侵犯和软组织感染方面优于X线和CT检查。

二、化脓性关节炎

【病因病理和临床表现】　细菌（以金黄色葡萄球菌最多）血行感染滑膜或因骨髓炎继发侵犯关节而致化脓性关节炎（pyogenic arthritis），以儿童和婴儿多见。病变可以累及任何关节，但以承重的大关节如膝关节和髋关节较多见，常单发。

炎症早期，滑膜充血、关节内多量渗出液，滑膜坏死，软骨和软骨下骨质发生破坏。愈合期，肉芽组织进入关节腔，最后发生纤维化或骨化，使关节形成纤维性强直或骨性强直。本病发病急，受累关节有红、肿、热、痛及功能障碍，并有炎症的全身症状。

【诊断要点】

1.早期表现为关节囊和周围软组织肿胀，关节间隙增宽，局部骨质疏松。

2.随病情发展，关节间隙逐渐变窄，软骨下骨质破坏，持重面显著，骨质破坏范围扩大，可出现局部大块骨质破坏和死骨。

3.愈合期，骨质破坏停止而出现修复。严重破坏时出现病理性关节脱位。

4.晚期严重者可形成骨性强直，关节周围软组织内出现钙化。

【鉴别诊断】

1.关节结核　表现为非承重部位的骨质破坏，无明显骨质增生。

2.痛风性关节炎和风湿性关节炎　多发生于小关节，对称性，结合临床表现予以鉴别。

【特别提示】　化脓性关节炎诊断首选X线检查，关节腔内脓液镜检和细菌培养可明确诊断。

三、骨结核

【病因病理和临床表现】　骨结核（tuberculosis of bone）好发于30岁以前，特别是少年儿童时期。通常以短管状骨及长管状骨的骨骺和干骺端为好发部位，并可发生于扁骨。病程较长、症状轻微、病变局限为其特点。成人长管骨病变多侵犯骨端。在儿童，干骺端病变常侵犯骺板。病理上分为增殖型和干酪型。临床症状轻微，表现为酸痛不适，局部肿胀。病程长，病变局限。

【诊断要点】

1.骨骺和干骺端局限性类圆形、边缘较清晰的低密度骨质破坏区，其内可见沙粒状、小斑片状高密度死骨影，早期边界无明显骨质增生改变，骨膜反应少见或较轻微。

2.病变很少向骨干发展，但可破坏骨皮质和骨膜，穿破软组织而形成瘘管，并引起继发感染，周围软组织肿胀形成结核性脓肿。

【鉴别诊断】

1.慢性骨脓肿　与骨干结核相鉴别。慢性骨脓肿表现为骨质破坏逐渐吸收，骨质增生明显，骨皮质增厚，髓腔狭窄或局限性闭塞。

2.软骨母细胞瘤　与干骺骨骺结核相鉴别。成软骨细胞瘤好发于10～20岁的青少年，骨骺呈囊状破坏，亦可跨越骺线累及干骺端，有轻微硬化边，与本病相似。但成软骨细胞瘤多呈分叶状，病灶内常有分隔，钙化较多见。

【特别提示】　骨结核多为继发性，胸部X线或CT检查发现肺结核有利于诊断。

四、关节结核

【病因病理和临床表现】　关节结核（tuberculosis of joint）是常见的慢性进行性关节疾病，常继发于其他部位的结核，可分为滑膜型和骨型两种，以滑膜型多见。骨型结核由骨骺、干骺端蔓延至关节，侵犯滑膜及关节软骨；滑膜型结核是结核菌经血行先累及滑膜，病变通常持续数月至一年，再波及关节软骨及骨端。晚期两者无法分型。关节结核好发于儿童及青少年，常单发，最多见于持重大关节，如髋关节和膝关节，下肢关节多于上肢。髋、膝关节为好发部位，骶髂、肘、肩、踝关节次之，病变常先开始于不持重的关节边缘部分。关节结核以骨质破坏为主，并都可在附近软组织形成寒性脓肿。临床上起病较缓慢，局部疼痛和肿胀，关节活动受限，久病者可伴有相关肌肉萎缩。

【诊断要点】

1.骨型关节结核　在骨骺与干骺结核的基础上又出现关节周围软组织肿胀、关节骨质破坏及关节间隙不对称狭窄等。

2.滑膜型关节结核　以髋、膝关节较多见，关节破坏通常较均匀而广泛，尤以边缘部分更为明显。早期关节周围软组织肿胀，关节间隙增宽，骨质稀疏。病变侵犯关节软骨及骨关节面可呈虫蚀状破坏，边缘模糊。病变进展，软骨及骨质广泛破坏，常致关节间隙产生不对称性狭窄及半脱位。结核的骨质破坏常起始于关节软骨的边缘区，而承重的关节面破坏较晚，这是区别于化脓性关节炎的特征之一。关节周围软组织可产生干酪样液化，形成寒性脓肿。

3.全关节型结核　此型为骨型和滑膜型晚期表现，病变严重，愈合后多呈纤维性强直。

【鉴别诊断】　本病需与化脓性关节炎、类风湿关节炎等相鉴别。

【特别提示】 X线平片为首选检查，滑膜型关节结核多为慢性发展，骨质破坏先从关节边缘非承重面开始，然后才累及承重部分。关节软骨破坏较晚，以致关节间隙变窄出现较晚，且非匀称性。

第七节 骨常见肿瘤性疾病

一、成骨性肿瘤

（一）骨样骨瘤

【病因病理和临床表现】 骨样骨瘤（osteoid osteoma）是良性成骨肿瘤，多见于30岁以下青少年。起病缓，症状以患部疼痛为主，夜间加重。服用水杨酸类药物可缓解疼痛为本病的特点。疼痛可发生在X线征象出现之前。肿瘤本身称为瘤巢，由新生骨样组织组成，不会变为成熟的板层骨。瘤巢轴位被反应性骨质包绕，此为成熟骨质。

【诊断要点】

1.肿瘤多发生于长管状骨骨干，85%发生于骨皮质，其次为骨松质和骨膜下，以胫骨和股骨（图6-17）多见，偶见于颅骨。

2.根据肿瘤部位，大致分为三型：皮质型、松质型和骨膜下型，均表现为瘤巢所在部位的骨破坏区及周围不同程度的反应性骨硬化，瘤巢内常见钙化或骨化影。

【鉴别诊断】

1.慢性骨脓肿 多见于干骺端，临床有反复感染症状，骨破坏区可较大，内可见死骨，无钙化或骨化影。

2.疲劳性骨折 长期劳损史、好发部位特定，常见骨折线而不是类圆形骨破坏区。

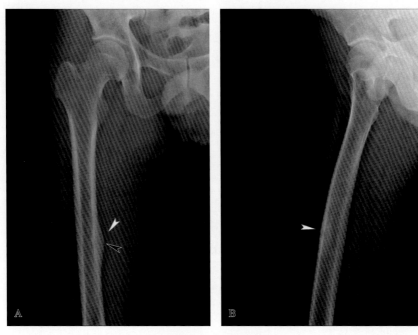

图6-17　骨样骨瘤

A.右股骨中上段正位片；B.右股骨中上段侧位片：右股骨中段内侧局部骨皮质增厚、硬化（黑箭），内见瘤巢（白箭）

（二）骨母细胞瘤

【病因病理和临床表现】　骨母细胞瘤（osteoblastoma）绝大多数为良性，少数一开始就是恶性或恶变，称为恶性骨母细胞瘤。本病男性多于女性，多见于30岁以下。局部疼痛是最常见的症状，与骨样骨瘤不同的是，该病无明显夜间疼痛，水杨酸治疗无效。肿瘤边界清楚，镜下特征性表现为多量骨母细胞增生形成骨样组织和编织骨。恶性者瘤细胞体积较大，具有较多不规则核型和病理性核分裂象。

【诊断要点】

1.病变较多发生于脊椎，且多见于附件；其次是长管状骨；也可见于手足骨、颅骨及骨盆等处。

2.病变常表现为边界清晰的类圆形膨胀性骨质破坏区。

3.早期病灶可见密度不一的斑点状、条索状钙化或骨化影，随着病程进展，钙化和骨化更广泛、致密。

【特别提示】　骨母细胞瘤的X线表现差别很大，明确诊断较为困难，但对于发生于椎体附件的骨肿瘤，需要考虑到骨母细胞瘤的诊断。

（三）骨肉瘤

【病因病理和临床表现】　骨肉瘤（osteogenic sarcoma）起源于骨的间叶组织，以瘤细胞能直接形成骨样组织和肿瘤骨为特征，是最常见的原发恶性骨肿瘤。镜下肿瘤由明显间变的瘤细胞、肿瘤性骨样组织及骨组织组成，有时亦可见有数量不等的瘤软骨。本病多见于青少年，病变好发于四肢长骨干骺端，以股骨下端和胫骨上端最为常见。扁骨和不规则骨中以髂骨最多。发生于骨外软组织者，称骨外骨肉瘤。临床上还有皮质旁骨肉瘤、骨膜骨肉瘤、原发性多源性骨肉瘤、毛细血管扩张型骨肉瘤、继发性骨肉瘤等特殊类型。骨肉瘤一般有局部进行性疼痛、肿胀和功能障碍三大主要症状，以疼痛最为常见，初为间歇性隐痛，可迅速转变为持续性难忍的剧痛，尤以夜间为甚。实验室检查血碱性磷酸酶明显增高。

【诊断要点】

1.骨质破坏　呈筛孔状、虫蚀样、大片状骨质破坏。

2.肿瘤骨　瘤骨的形态主要有云絮状、斑块状、针状（图6-18）。

3.软组织肿块　表示肿瘤已侵犯骨外软组织，多呈圆形或半圆形，边界多不清楚。

4.骨膜增生和Codman三角　两者是骨肉瘤常见征象，但不具有特异性。

根据骨质破坏和肿瘤骨的多寡，骨肉瘤分为三个类型：①硬化型：大量肿瘤新生骨形成，密度较高，呈大片象牙质改变；②溶骨型：骨质破坏为主，广泛的溶骨性破坏易引起病理性骨折；③混合型：硬化型与溶骨型的X线征象并存。

【鉴别诊断】

1.硬化性骨髓炎　骨皮质增厚，髓腔闭塞，层状连续的骨膜反应。

2.成骨型转移瘤　常为肺癌、前列腺癌及乳腺癌转移，年龄较大，好发于脊柱、骨盆等。

3.溶骨性骨转移癌　骨质破坏为主，无明显增生，常有原发病史。

【**特别提示**】 实际工作中以X线平片检查为首选。CT能更准确地判断肿瘤的侵犯范围。MRI的优点是对于X线平片阴性的骨肉瘤亦有信号改变，对于软组织及髓内的侵犯显示更佳，同时利于对疗效的观察。

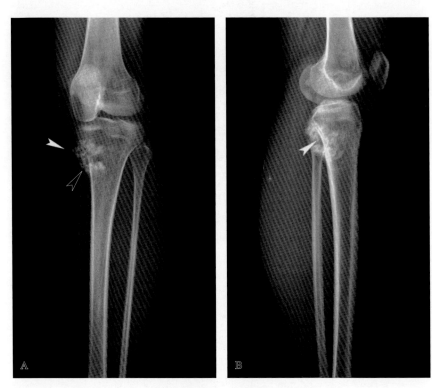

图6-18 骨肉瘤

A.左胫腓骨中上段正位片；B.左胫腓骨中上段侧位片：左胫骨干骺端内侧局部骨质破坏，见多发瘤骨（黑箭）及软组织肿块形成（白箭），干骺线无受累

二、软骨源性肿瘤

（一）骨软骨瘤

【**病因病理和临床表现**】 骨软骨瘤（osteochondroma）是最常见的良性骨肿瘤，可单发或多发，多发性骨软骨瘤病又称遗传性多发性外生骨疣。骨软骨瘤多见于儿童或青少年，常见于10～30岁，男性多于女

性。本病仅发生于软骨内化骨的骨骼,长骨干骺端为其好发部位,以股骨下端和胫骨上端最常见,其次为肱骨上端、桡骨下端、胫骨下端和腓骨两端。组织学上肿瘤由3种组织构成:瘤体、透明软骨帽和纤维组织包膜。临床上,肿瘤早期一般无症状,仅局部可扪及小的硬结。肿瘤增大时,可有轻度压痛和局部畸形,靠近关节可引起活动障碍。有柄型肿瘤可因病理骨折而引起剧烈疼痛。

【诊断要点】

1.骨软骨瘤包括骨性基底和软骨盖帽两部分,骨性基底表现为背向关节面生长的自母骨骨皮质向外延伸的骨性赘生物(图6-19),基底部顶端稍膨大呈菜花状或丘状隆起;软骨盖帽常不显影,当软骨钙化时,基底顶端外出现点状或环形钙化影。

2.多发性骨软骨瘤特点为病灶多发,且形状、大小不一;部分呈对称性生长;常有患骨发育异常。

【鉴别诊断】

1.皮质旁骨肉瘤 表现为皮质旁软组织肿块,密度较高,伴有骨化,肿块与骨皮质间见分隔间隙。

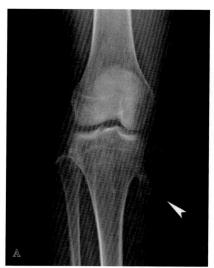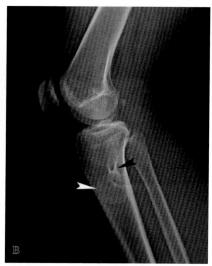

图6-19 骨软骨瘤

A.右膝关节正位片;B.右膝关节侧位片:右胫骨干骺端内侧见骨性突起,基底部与邻近母骨骨皮质相连(黑箭),并见膨大的软骨帽(白箭),内见髓腔

2.骨旁骨瘤　肿瘤来自骨皮质表面，不与母骨的髓腔相通。

3.皮质旁骨瘤　表现为骨皮质象牙样致密影，与载瘤骨间无间隙，无骨松质存在。

【特别提示】　X线检查为首选检查。对于生长于复杂关节处或隐蔽部位的骨软骨瘤如肩胛骨内侧和向骨盆腔内生长的骨软骨瘤，CT横断面能很清晰地显示肿瘤的来源及基底部。

（二）软骨母细胞瘤

【病因病理和临床表现】　软骨母细胞瘤（chondroblastoma）是一种少见的原发肿瘤，肿瘤细胞来源于软骨胚芽细胞，主要发生于骨骺处未成熟的软骨细胞。肿瘤切片呈灰黄或灰棕色沙粒样改变，在完整标本的中央区域可见软骨样的病变，光镜下肿瘤主要由成软骨细胞构成。典型软骨母细胞瘤在长骨的骨骺或骨突，偶有侵入邻近的干骺端。男性多发，青少年常见。肿瘤好发在膝关节区域，约占此肿瘤发病数的1/3。病程进展缓慢，一般表现为肿瘤部位肿胀和疼痛，约1/3患者膝关节可有积液。病史较长者可有跛行、肌肉萎缩和局部压痛。血钙、血磷及碱性磷酸酶检查均正常。

【诊断要点】

1.骨骺区圆形或卵圆形透亮区（图6-20），大小1～4cm，边界清，肿瘤无骨膜反应。

2.病变早期无硬化边，久之边缘出现较细的硬化环。

3.范围较大的病灶可穿破骨皮质形成软组织肿块，此时有可能出现骨膜反应。

【鉴别诊断】　骨巨细胞瘤：常发生于骨骺闭合后的骨端，呈偏心膨胀性生长，病灶内可见钙化，典型的"皂泡样"改变。

（三）内生软骨瘤

【病因病理和临床表现】　内生软骨瘤（enchondroma）是一种常见的原发肿瘤，约占良性肿瘤的10%，以手足短管状骨最常见。肿瘤的特征为形成成熟的透明软骨，常发生于11～30岁，其次是31～50岁，较多见于男性。主要症状是轻微疼痛和压痛，位于浅表者见局部肿块。血钙、血磷及碱性磷酸酶检查均正常。

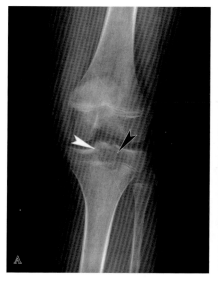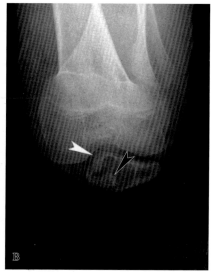

图6-20 软骨母细胞瘤

A.右膝关节正位片：右胫骨骨骺骨质破坏，内见斑点状钙化（黑箭），边缘欠清（白箭）；B.右髌骨轴位片：右髌骨骨质破坏，内见斑块状钙化（黑箭），边缘轻度硬化（白箭）

【诊断要点】

1. 发生在短管状骨时（图6-21），表现为斑片状透亮区，骨皮质内缘呈扇贝状改变，局部皮质变薄。

2. 长管状骨病变内常有斑点状钙化，肿瘤无骨膜反应。

【鉴别诊断】 长管状骨的内生软骨瘤需与骨梗死相鉴别，前者骨皮质内缘呈扇贝状及肿瘤内逗点状、环状钙化，而后者一般缺乏硬化边，呈地图状特征性改变。

【特别提示】 大而单发的内生软骨瘤与生长缓慢的软骨肉瘤有时难以区分，局部骨皮质破坏、肿瘤较大、周围软组织肿块常提示软骨肉瘤。

（四）软骨肉瘤

【病因病理和临床表现】 软骨肉瘤（chondrosarcoma）是一种常见的恶性骨肿瘤，发病率仅次于骨肉瘤，起源于软骨或成软骨结缔组织，可原发于骨，也可发生于骨髓的间叶组织或骨膜，亦可由软骨瘤、骨软

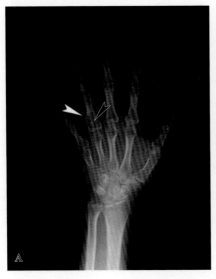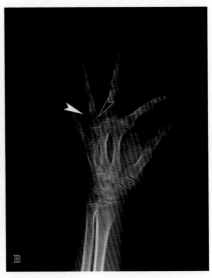

图6-21   内生软骨肉瘤

A。左手正位片；B.左手斜位片：左手第4近节指骨基底部膨胀，皮质变薄（白箭），内见斑点状密度增高影（黑箭），边缘清晰

骨瘤恶变而来。病变起自骨髓腔（骨髓和软骨瘤恶变者）为中心型；病变起源于骨膜或骨表面（软骨瘤恶变）为周围型。发病部位多见于膝关节附近的长骨干骺端，少数在骨干，腕、踝以下少见。扁骨中多见于骨盆，其次为肋骨、肩胛骨和胸骨等。临床上，本病多见于男性，多数发展慢，病程长，症状较骨肉瘤轻。本病预后较差，手术局部切除后极易复发。

【诊断要点】 本病根据其发生部位可分为中央型和周围型。

1.中央型 呈溶骨性骨质破坏，边界不清；邻近骨皮质不同程度吸收、变薄，形成软组织肿块；病灶内散在数量不等、分布不均、疏密不一的钙化影（图6-22），其中环形钙化较具特征。

2.周围型 多为骨软骨瘤恶变，与中央型软骨肉瘤表现相似，但整个病灶有蒂与相应骨皮质相连，病灶顶部有一层软骨帽，软骨帽内有散在钙化。在软组织内可见散在斑块状钙化，也可见粗而长的骨针。

【鉴别诊断】 本病主要需与骨软骨瘤、骨肉瘤相鉴别。

【特别提示】 病程、病灶生长速度对病变的恶性程度鉴别有很大的意义。若软骨瘤出现如下征象，需高度怀疑软骨瘤恶变或软骨肉瘤：①病程长，瘤体大；②近期生长迅速，疼痛明显，软组织肿块显著增大；③出现侵蚀性骨破坏，骨膜增生，钙化斑点模糊或产生大量棉絮状钙化。

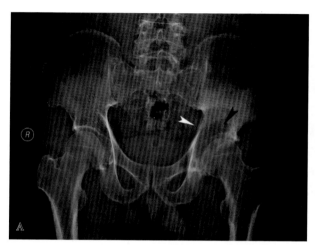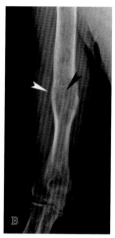

图6-22　软骨肉瘤

A.骨盆正位片：左侧髂骨骨质破坏，边缘不清（白箭），内见多发钙化（黑箭）；B.右肱骨正位片：右肱骨中下段膨胀、骨质破坏（白箭），内见多发斑点状密度增高影（黑箭），周围软组织肿块形成

三、纤维性肿瘤

（一）纤维骨皮质缺损

【病因病理和临床表现】　纤维骨皮质缺损（fibrous cortical defect）是由于局部骨化障碍、纤维组织增生或骨膜下纤维组织侵入骨皮质所致。骨质缺损区主要由坚韧纤维组织构成。好发年龄为6～15岁，男性多于女性。病变好发于股骨远端和胫骨近端干骺端，双侧可对称出现。临床上常无明显症状。

【诊断要点】

1. X线常表现为皮质表层的不规则骨缺损，正位片多呈圆形或长圆形，侧位片呈水滴状或杯口状。

2. X线对于显示病变细节较局限，常需要CT检查协助诊断。

【鉴别诊断】

1. 干骺端结核　病灶可跨骺板，其内可有沙粒样死骨，密度不均，周围硬化范围不一。

2. 骨样骨瘤　多有明显局部疼痛和压痛，瘤巢内常见不均匀致密影，周围有广泛性骨质硬化和骨膜反应。

（二）非骨化性纤维瘤

【病因病理和临床表现】　非骨化性纤维瘤（non-ossifying fibroma）为良性骨肿瘤，与纤维骨皮质缺损有着相同的组织学表现和发病部位。青少年好发，病变多位于四肢长骨距骺板3～4cm的干骺部。发病缓慢，症状轻微或偶尔发现，局部可有酸痛、肿胀。

【诊断要点】　本病按部位可分为皮质型和髓腔型。

1. 皮质型　多位于一侧皮质内或皮质下，呈单房或多房的透光区，长轴多平行于骨干（图6-23），边缘有硬化，皮质膨胀变薄或中断，无骨膜新生骨及软组织肿块。

2. 髓腔型　多位于长骨干骺端或骨端，在骨内呈中心性扩张的单或多囊状透光区，密度均匀，有硬化边。

【鉴别诊断】

1. 骨样骨瘤　多发生于骨皮质内，瘤巢较小，周围有明显反应性骨质增生和骨膜新生骨，局部常有疼痛。

2. 骨巨细胞瘤　多位于骨端，多呈分房状、膨胀性骨质破坏，相邻骨质一般无硬化。

【特别提示】　MRI对于此病的应用较少。

（三）骨化性纤维瘤

【病因病理和临床表现】　骨化性纤维瘤（ossifying fibroma）是由纤维组织和骨组织构成的良性肿瘤。病变位于骨髓腔，具有向骨及纤维组织双向发展的特点。本病好发于20～30岁，多见于女性。病变好发于颅面骨，少数见于长骨。临床症状轻微，可表现为局部硬性肿块。

【诊断要点】

1. 病变呈单房或多房、形态不规则的骨质破坏，有轻度膨胀，病灶

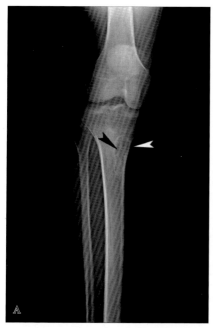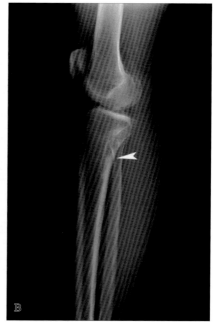

图6-23 非骨化性纤维瘤

A.右胫腓骨中上段正位片;B.右胫腓骨中上段侧位片:右胫骨上段内侧皮质下见骨质破坏区,边缘有硬化,皮质膨胀变薄,无骨膜新生骨及软组织肿块影(白箭),内见多发骨嵴(黑箭)

边缘有硬化边。

2.病变以骨组织为主时,密度较高,以纤维组织为主时,密度较低,也可表现为弥漫性密度不均或磨玻璃样改变。

【鉴别诊断】

1.骨纤维异常增殖症 病变多发,边界不清,常伴有骨骼变形。

2.非骨化性纤维瘤 青少年好发,四肢长骨多见,病变内无成骨。

(四)骨纤维异常增殖症

【病因病理和临床表现】 骨纤维异常增殖症(fibrous dysplasia of bone)也称为纤维结构不良,是纤维组织大量增殖代替了正常骨组织为特征的疾病,本病同时并发皮肤色素沉着、性早熟时,称为Albright综合征。本病发病隐匿、进展缓慢,男性较多见。早期可无症状,若生长加快、疼痛剧烈，应注意恶变。侵犯颅面骨表现为头颅或颜面不对称及突眼等，称为骨性狮面。

【诊断要点】

1.四肢躯干骨病变（图6-24） 囊状膨胀性改变；磨玻璃样改变；丝瓜瓤样改变；地图样改变。

2.颅骨病变 内外板和板障的骨质膨大、增厚或囊状改变，最常见的表现是颜面骨不对称增大，呈极高密度影。

【鉴别诊断】

1.佩吉特（Paget）病 常有骨质软化及镶嵌状结构。

2.骨肉瘤 需要注意骨纤维异常增殖症恶变。

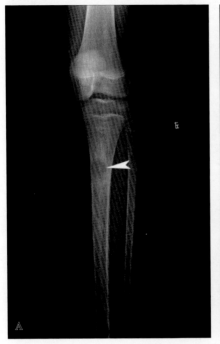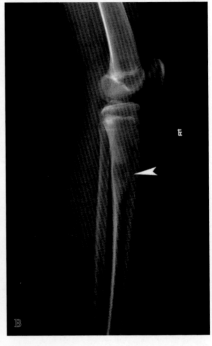

图6-24 骨纤维异常增殖症

A.左胫腓骨中上段正位片；B.左胫腓骨中上段侧位片：左胫骨中上段髓腔囊状、磨玻璃样改变，骨皮质完整（白箭）

四、其他

（一）淋巴瘤

【病因病理和临床表现】 骨恶性淋巴瘤分为原发性和继发性，原发性恶性淋巴瘤少见，继发性者以非霍奇金淋巴瘤多见。非霍奇金淋巴瘤发病年龄跨度较大，发病高峰位于35～45岁，男性多于女性。霍奇金淋巴瘤无明显发病高峰期，男性多于女性。临床表现多样，通常表现为局部骨骼疼痛或查体时触及逐渐增大的肿块，后期出现病理性骨折，可伴有周围软组织肿胀、疼痛。全身表现包括发热、体重减轻、肝脾及淋巴结肿大。

【诊断要点】

1.非霍奇金淋巴瘤好发于长骨骨干和干骺端，多呈快速进展的骨质破坏，易并发病理性骨折。骨质破坏多以浸润性骨质破坏为主，较典型的破坏区表现为筛孔状、虫蚀状、多灶性骨质破坏。

2.霍奇金淋巴瘤好发于脊柱，多见于胸椎，以硬化性改变为主，骨外形无改变，重者表现为"象牙椎"样改变。也可表现为溶骨与成骨相间的混合性改变。

3.绝大多数病灶周围出现较明显的软组织肿块（图6-25）。

【鉴别诊断】

1.脊柱结核 多见于年轻人，多有结核感染病史，在骨质破坏的基础上常有椎间隙变窄表现，有寒性脓肿形成。

2.骨转移瘤 多有原发肿瘤病史，转移瘤通常表现为多椎体受累，呈"跳跃式"发病。

（二）尤因肉瘤

【病因病理和临床表现】 尤因肉瘤又称未分化网状细胞瘤。原发于骨髓内的原始细胞，是常见的骨恶性肿瘤。本病常见于10～15岁少年，病变好发于四肢长骨和骨盆，早期即可发生肺转移，预后差，但对放射治疗敏感。主要症状是局部进行性疼痛，逐渐加重；局部肿胀，皮温增高，可扪及肿块，压痛广泛。实验室检查示白细胞增高，红细胞沉降率增快，血清碱性磷酸酶可轻度增高。

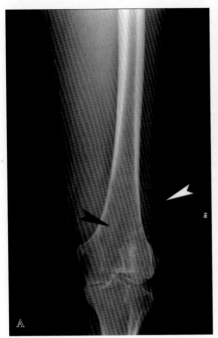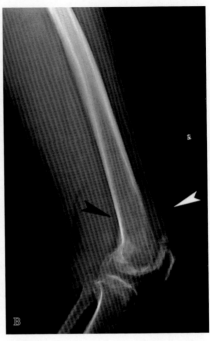

图6-25　淋巴瘤

A.左股骨中下段正位片；B.左股骨中下段侧位片：左股骨下段虫蚀状、融冰状骨质破坏（黑箭），周围软组织肿块形成（白箭）

【诊断要点】

1.病灶边界不清楚，呈筛孔状或虫蚀状破坏，但无大的骨块缺损，无膨胀性改变。

2.骨质破坏区蔓延范围广，可有层状骨膜新生骨形成，呈葱皮样改变，Codman三角形成。

3.病变区见针状新生骨形成，长短不一，纤细，有特征性，属于肿瘤的间质成骨。

4.病变周围有大的软组织肿块。

【鉴别诊断】

1.急性化脓性骨髓炎　发病急，多伴有高热，疼痛较尤因肉瘤剧烈，早期的X线片上受累骨改变多不明显，以后于髓腔骨松质中出现斑点状稀疏破坏。骨髓炎对抗感染治疗有明显效果。

2.骨肉瘤　临床表现主要为疼痛，夜间重，肿瘤穿破皮质骨进入软组织，形成的肿块多偏于骨的一旁，内有骨化影。

【特别提示】　对于判断是否有肺转移、随访肺转移的治疗效果，CT是首选的检查方法。MRI对于软组织显示病灶和周围组织、神经血管的结构关系具有优势，其对于骨髓内病变、跳跃式多处的骨病显示优于CT和X线。

（三）骨转移瘤

【病因病理和临床表现】　骨转移瘤（bone metastatic tumor）是恶性骨肿瘤中最常见者，主要经血流从远处骨外原发肿瘤，如癌、肉瘤转移而来。骨转移瘤以癌最多见，占85%～90%，其中乳腺癌骨转移的发生率最高；肉瘤占10%～15%。骨转移大多数集中发生在红骨髓丰富的躯干骨，四肢骨较少发生。镜下转移瘤的形态结构一般与原发肿瘤相同。常在中年以后发病。临床主要表现为进行性加重的深部疼痛、病理性骨折、血清碱性磷酸酶及血钙水平增高。

【诊断要点】

1.溶骨型转移瘤　发生于长骨时多位于骨干或邻近的干骺端，表现为单发或多发的斑片状骨质破坏（图6-26），一般无骨膜新生骨和软组织肿块，常并发病理性骨折；发生于扁骨者常有融合倾向，可见软组织肿块；发生于脊椎者可见椎体广泛性破坏，椎体变扁但椎间隙多不狭窄，椎弓根常受累。

2.成骨型转移瘤　多由生长缓慢的肿瘤引起，成骨是由肿瘤引起宿主骨的反应性成骨或肿瘤间质化生成骨。常见的原发肿瘤是前列腺癌，少数为乳腺癌、鼻咽癌、肺癌或膀胱癌。X线平片上可见斑片状、结节状高密度影。病变发生于椎体时，椎体形态完整、常不被压缩变扁。

3.混合型转移瘤　兼有溶骨型和成骨型的骨质改变。

【鉴别诊断】

1.骨质疏松　多见于老年患者，每个椎体表现相仿，无明显骨质破坏或增生。

2.原发性骨肿瘤　一般单发多见，有时鉴别困难。

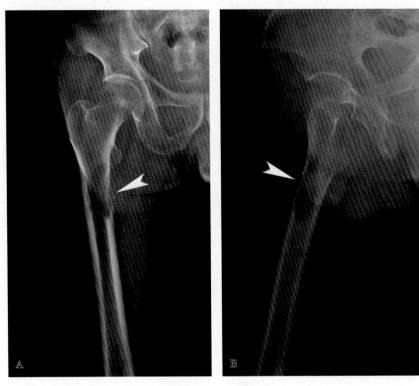

图6-26　骨转移瘤

A.右股骨中上段正位片；B.右股骨中上段侧位片：右股骨上段大片状骨质破坏，骨皮质局部中断，边缘模糊（白箭）

（四）滑膜骨软骨瘤病

【**病因病理和临床表现**】　滑膜骨软骨瘤病（synovial osteochondromatosis）是以关节腔内多发软骨结节为特征的疾病。病理过程一般分三期：①滑膜下组织内出现多中心软骨性化生。②长大的结节与滑膜相连，游离至关节腔。③滑膜吸收残余的软骨化生灶，游离体进一步钙化及骨化。本病多见于青壮年男性，多为单关节病变，多好发于膝关节。临床表现主要为受累关节疼痛、肿胀和活动受限。

【**诊断要点**】　多发圆形或卵圆形钙化、骨化结节灶，小的钙化结节密度均匀一致，大的骨化结节表现为周围高密度、中央低密度病灶，关节间隙一般正常。

【鉴别诊断】 本病需与退行性骨关节病相鉴别，后者多见于中老年人，关节间隙多有狭窄。

（五）骨囊肿

【病因病理和临床表现】 单纯性骨囊肿（simple bone cyst）常简称为骨囊肿，是一种发病原因不明的骨内良性、膨胀性病变，临床表现为在骨内形成一个充满棕黄色液体的囊腔，其间可有纤维性间隔，囊肿壁呈壳样变薄。本病最常见于20岁以下少年、儿童。病变好发于长管状骨，尤其是肱骨和股骨上段。患者一般无明显症状，仅有隐痛。多数病变有局部外伤史。

【诊断要点】

1.病变好发于长管状骨干骺端的骨松质或骨干的髓腔内，不跨越骺板。

2.病变多为单发，呈卵圆形，长径与骨长轴一致，呈向外膨胀性生长、外缘光整、有硬化边，居中心生长。

3.一般囊内无明显骨嵴，少数呈多房样。

4.病灶内常有病理性骨折，可见骨折碎片插入囊腔内，称为骨片陷落征。

【鉴别诊断】

1.骨巨细胞瘤　好发骨端，偏心性生长，多房囊状或皂泡状结构。

2.动脉瘤样骨囊肿　偏心性生长，膨胀明显，常呈多房状，有时囊内可见点状钙化或骨化。

（六）动脉瘤样骨囊肿

【病因病理和临床表现】 动脉瘤样骨囊肿（aneurysmal bone cyst）主要由大小不一的血腔组成，各年龄段均可发病，以10～20岁就诊最多。临床症状一般较轻，主要为局部肿胀疼痛，隐匿性发病。

【诊断要点】 病变好发于长骨干骺端，病灶呈膨胀性囊状改变，可有硬化边，囊内有骨小梁状分隔或骨嵴，使病灶呈皂泡状改变（图6-27）。

【鉴别诊断】 骨巨细胞瘤：多见于干骺愈合后的骨端，病灶边缘多无骨质增生硬化，病灶内无骨质钙化或骨化。

【特别提示】 MRI检查的液-液平面并不是动脉瘤样骨囊肿的特征性表现，骨巨细胞瘤和单纯性骨囊肿也偶可见。

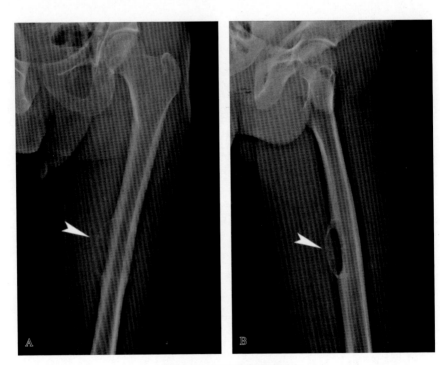

图6-27　动脉瘤样骨囊肿

A.左股骨中上段正位片；B.左股骨中上段侧位片：左股骨骨干膨胀性囊状骨质破坏，呈皂泡状，囊内见骨小梁状分隔（白箭）

（七）骨巨细胞瘤

【病因病理和临床表现】 骨巨细胞瘤（giant cell tumor of bone）是起源于骨髓结缔组织的间充质细胞，亦称破骨细胞瘤。本病好发年龄为20 ~ 40岁，无明显性别差异。肿瘤好发于四肢长骨骨端和骨突部，即愈合后的骨骺部，尤其是股骨远端、胫骨近端和桡骨远端。肿瘤有明显的横向生长倾向，一般单发，偶可多发。病理上，根据单核瘤细胞和多核巨细胞的组织学特点分为Ⅰ、Ⅱ、Ⅲ三级。Ⅰ级为良性，Ⅱ级为过渡类型，Ⅲ级为恶性。本病起病缓慢，主要临床表现为患部疼痛及压痛

（常为间歇性钝痛），肿胀和压痛。组织学上大部分为良性，但也有少数一开始就是恶性。

【诊断要点】

1.囊状膨胀性、多房性、偏心性骨质破坏（图6-28）。

2.病灶骨皮质变薄，骨壳完整连续，多数也可见小范围的间断；骨壳外缘基本光滑，内缘多呈波浪状。

3.骨破坏区与正常骨的交界清晰但不锐利，无硬化边。

4.骨破坏区内无钙化和骨硬化。

5.一般无骨膜新生骨。

以下几点可提示恶性骨巨细胞瘤：①有较明显的侵袭性表现；②骨膜新生骨较显著，可有Codman三角；③软组织肿块较大，超出骨性包

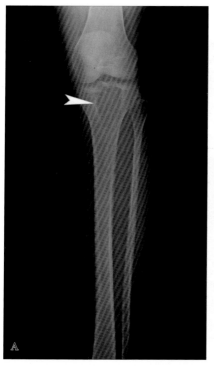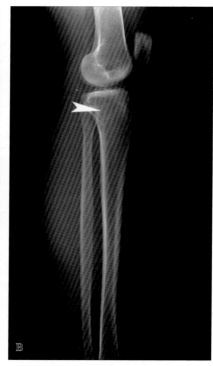

图6-28 骨巨细胞瘤

A.左胫腓骨正位片；B.左胫腓骨侧位片：左胫骨干骺端囊状膨胀性骨质破坏，骨皮质变薄，骨壳完整连续，无硬化边（白箭）

壳的轮廓；④患者年龄较大，疼痛持续加重，肿瘤突然生长迅速并有恶病质。

【鉴别诊断】

1.动脉瘤样骨囊肿　好发于较小年龄，可有硬化边，囊内有骨小梁状分隔或骨嵴，X线平片影像表现无特异性，需CT或MRI辅助检查加以区别。

2.骨囊肿　病变常位于干骺端，骨囊肿膨胀不如骨巨细胞瘤明显，骨囊肿沿着骨干长轴发展，而后者横向生长倾向。

3.骨肉瘤　好发青少年，发生于干骺端，表现为骨质破坏，软组织肿块、针状、絮状骨膜反应及骨膜三角。

（八）朗格汉斯细胞组织细胞增生症

【病因病理和临床表现】　朗格汉斯细胞组织细胞增生症（Langerhans cell histiocytosis，LCH）是一组与免疫有关的反应性增殖性疾病，全身脏器几乎皆可受累。临床上，男性多于女性，常以发热、皮疹、肝脾大、多饮多尿、外耳道炎伴肉芽肿和眼球突出为主要表现。本节只探讨该疾病累及骨骼系统的影像学表现。

【诊断要点】

1.骨质破坏区大小不一，边界不清，呈穿凿样改变。

2.多发颅骨骨质破坏可见地图样改变，病变可跨颅缝。

3.骨破坏病灶在增殖活动期边界比较模糊，病变自限或治疗后，破坏病灶边缘比较清晰，甚至出现硬化边。

4.长管状骨病变多见于远端，不累及骨骺，病变部位骨皮质变薄，骨干膨胀，边缘锐利，可合并病理性骨折，少有骨膜反应。

5.脊椎病变主要累及椎体，椎间盘无破坏。

【特别提示】　朗格汉斯细胞组织细胞增生症是一组全身脏器皆可累及的疾病，结合临床表现、实验室检查及好发部位的典型影像学表现才可提示诊断。最终诊断需组织病理学检查。

（九）骨髓瘤

【病因病理和临床表现】　骨髓瘤（myeloma）是一种单克隆的浆细胞恶性肿瘤，瘤细胞来自骨髓的原始网织细胞。本病好发于40岁以上成年人，好发于富含红骨髓的部位，如颅骨、脊柱、肋骨及骨盆，少见部位包括肱骨及股骨的近端。患者常因全身无力和背部疼痛就诊，疼痛进行性加重。临床检查患者呈贫血病容，头颅及背部肿物、胸腔积液是常见表现。50%以上病例可出现本周（Bence-Jones）蛋白尿，骨髓涂片可找到骨髓瘤细胞，对诊断有重要意义。

【诊断要点】

1.广泛性骨质疏松：以脊椎和肋骨明显，常伴病理性骨折。

2.多发性骨质破坏：颅骨呈鼠咬状、穿凿状骨质破坏，长骨、肋骨、胸骨呈蜂窝状、皂泡状改变，伴有骨膨胀（图6-29）。

3.骨质硬化：少见。

4.软组织肿块：椎旁软组织肿块很少跨越椎间盘水平至邻近椎旁。

5.10%的病例由于骨质改变较轻，X线表现常正常。

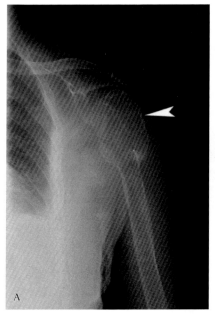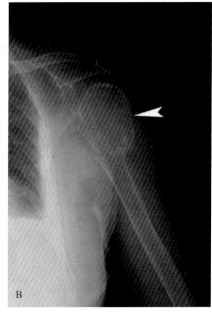

图6-29 骨髓瘤

A.左肱骨中上段正位片；B.左肱骨中上段侧位片：左肱骨上段膨胀性骨质破坏，边缘不清，皮质不完整（白箭）

【鉴别诊断】

1.脊柱转移瘤　常破坏椎弓根，而骨髓瘤早期椎弓根正常。

2.椎体血管瘤　一般单发，栅栏样改变为其特征。

【特别提示】　尽管骨髓瘤的影像学表现比较有特征性，但确诊主要依靠临床，需骨髓穿刺活检。MRI显示骨髓内浸润、病变范围及骨外软组织改变优于X线平片和CT检查。

（十）骨血管瘤

【病因病理和临床表现】　骨血管瘤（hemangioma）是一种呈瘤样增生的血管组织，掺杂于骨小梁之间，不易将其单独分离。从组织学上分为海绵状血管瘤及毛细血管瘤，前者多见于脊柱和颅骨，后者多见于扁骨和长管状骨干骺部。病因不清，可能是肿瘤样畸形或错构瘤所致。患者通常疼痛感觉轻，全身情况良好。

【诊断要点】

1.垂直型　多见于脊柱。骨小梁广泛吸收，部分骨小梁增生和增厚，出现垂直交叉的粗糙骨小梁，形成栅栏状或大网眼状。椎体的外形及间隙可保持正常。

2.日光型　多见于颅骨。正面观，被骨血管瘤破坏的透光区可见自中央向四周放射的骨间隔，颇似日光放射；侧面观，阴影内的骨间隔方向与颅骨表面垂直。

3.泡沫型　多见于长骨。肿瘤呈泡沫状囊肿样，多偏心性生长，受累骨骼局部梭形膨胀，周围骨皮质变薄，常无骨膜反应。

【鉴别诊断】

1.脊椎炎性病变　可有椎骨破坏、变形、椎间隙变窄，但椎体无栅栏状或网眼状改变。

2.溶骨性转移瘤　常进展迅速，椎体呈溶骨性破坏，并有原发灶。

3.颅骨骨肉瘤　肿块生长快，疼痛明显，溶骨性破坏区边缘无硬化，骨针排列不规整，软组织肿胀显著。

第八节 代谢性疾病

一、甲状旁腺功能亢进（棕色瘤）

【病因病理和临床表现】 甲状旁腺功能亢进主要原因是由甲状旁腺腺瘤（约90%）增生（约10%），极少数由甲状旁腺癌所致。甲状旁腺激素作用于肾和骨，其过度分泌导致钙磷代谢紊乱。好发年龄30～60岁，女性好发。临床表现为肌张力下降、恶心、食欲缺乏、多尿、口渴。实验室检查：高血钙、低血磷与尿磷浓度增高，甲状旁腺激素水平升高。

【诊断要点】
1.病变好发部位为肩、手、脊柱及颅骨。
2.全身性骨质减少，颅骨板障呈颗粒状，椎体双凹改变。
3.骨膜下、软骨下、骨皮质骨质吸收，中指与示指中节指骨桡侧常见骨膜下骨质吸收，锁骨肩峰端也是常见好发部位。
4.棕色瘤，局限性骨质破坏，大小不一。
5.软组织钙化，部分病例可见泌尿系结石。

【鉴别诊断】 结合临床表现及生化检查，一般可以明确诊断。

【特别提示】 常见并发症为病理性骨折，好发肋骨及椎体。本病大部分为腺瘤引起，可行颈部及上纵隔CT扫描明确诊断。

二、佝偻病

【病因病理和临床表现】 佝偻病的主要骨质改变是骨基质矿化（钙化）不良，缺乏足够的钙和磷，骨样组织不能完全钙化，维生素D可维持钙磷的代谢及骨的适当矿化。常见维生素D缺乏的原因是摄入不足、缺乏日晒及合成功能损害，其他原因包括吸收异常，如胃、小肠术后或胆道疾病导致吸收减少，肾病变导致钙排出增多等。婴儿型佝偻病好发于6～18个月婴儿，早期表现多动、睡眠不足、易惊醒，开始站立及行走后易致负重骨弓状变形，颅骨穹顶软化，肋骨与肋软骨结合部增大、突出形成"串珠肋"。血钙正常或减低、血磷减低明显，碱性磷酸酶增高。

【诊断要点】

1.骨生长活跃的部位（腕关节、膝关节）干骺端临时钙化带矿化不足，密度减低，干骺端杯口状、毛刷状改变，干骺端向外扩张、增宽。

2.骨骺板增厚，骨骺出现晚，密度低，边缘模糊。

3.负重骨（股骨、胫骨）骨干弓状变形。

【鉴别诊断】

结合临床表现及生化检查，佝偻病一般可以明确诊断。主要需与骨软化症相鉴别，后者常出现假骨折线。

第九节　关节疾病

一、退行性骨关节炎

【病因病理和临床表现】

退行性骨关节炎（degenerative osteoarthritis）也称骨关节炎（OA），是以关节软骨退变、关节面和其他边缘形成新骨为特征的一组非炎症性的骨关节病变，发病年龄多在50岁以上。主要累及承重的大关节，如膝、髋关节、脊柱及远端指间关节。

本病分原发性和继发性两类。原发性者最为多见，无明显原因，多见于老年人，为随年龄增长关节软骨退行性变的结果。继发性者为任何原因引起的关节软骨破坏或损伤。软骨改变主要为水含量减少，表层侵蚀或磨损而引起软骨变薄，严重的可完全被破坏而剥脱。

关节面的边缘可形成骨赘，原因不明，组织学上为成熟骨质，活动期其远端有软骨。有时软骨下骨内可形成囊变，其周围是致密纤维组织和反应性新生骨，其内可有黏液。囊变关节面常有裂隙。晚期可见关节内游离体。游离体多由软骨退行性变，碎片脱落而来，并可发生钙化及骨化。脊柱的退行性骨关节炎与椎间盘突出关系密切。

【诊断要点】

1.本病几乎可侵犯全身任何关节，包括滑膜关节和软骨连结。

2.关节间隙变窄（早期最常见）。

3.骨赘形成（图6-30）：开始可表现为骨的边缘变锐利，以后为关节面周围的骨性突起，呈唇样或鸟嘴样。

4.软骨下骨质硬化：关节软骨下广泛密度增高，在邻关节面区最显著，向骨干侧逐渐减轻。

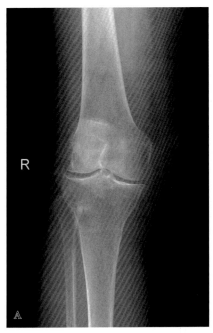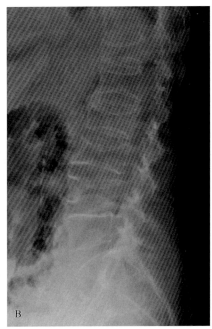

图6-30 退行性骨关节病

A.右膝关节正位片：右膝关节组成骨骨质增生，关节间隙狭窄；B腰椎侧位片：腰椎椎体边缘骨质增生，椎间小关节增生、硬化，骨赘形成，部分椎体陈旧性压缩骨折

5.后期出现关节失稳、畸形、游离体和关节面下囊性变等。

二、类风湿关节炎

类风湿关节炎（rheumatoid arthritis）是一种以慢性非化脓性炎症为主要特征的全身性疾病。

【病因病理和临床表现】 一般认为是感染后引起的自身免疫反应，导致以增生性滑膜炎为基础的关节病变。滑膜细胞增生形成肉芽血管翳，可向关节腔内软骨面生长并释放水解酶，对软骨、韧带和肌腱产生侵蚀作用，最终引起关节纤维化、强直、错位，甚或骨化。本病常侵犯全身多个关节，受累关节多呈对称性。最常累及四肢小关节，特别是掌指及近侧指间关节。常见症状是关节肿痛、晨僵，活动后症状减轻，晚期可引起关节的强直、畸形和功能严重受损。患者皮下可出现类风湿

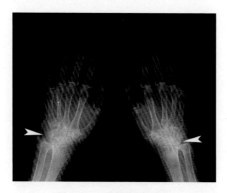

图6-31　类风湿关节炎

双手正位片：双手腕关节、部分掌指关节及指间关节骨质密度不均，关节面毛糙、破坏，周围软组织肿胀（白箭）

结节，血清类风湿因子阳性。本病好发于青壮年女性，年龄多为20～40岁。

【诊断要点】

1.早期手足小关节多发对称性梭形软组织肿胀（图6-31），关节间隙变窄。

2.边缘性侵蚀，尺侧腕伸肌腱鞘炎常引起尺骨茎突内缘特征性侵蚀。

3.骨质疏松，早期多位于周围小关节、邻关节区域，以后累及中轴骨、四肢骨，可有骨质软化。

4.常有软骨下囊性病灶，呈多发、边缘不清晰的小透亮区。

5.鹰嘴、肱骨远端、股骨颈或膝关节周围骨质偶见假囊性病灶，可继发骨折。

6.晚期关节结构破坏导致骨与骨之间不正常接触，引起压迫性侵蚀，常见于持重的关节，如髋关节，也可见于掌指关节。

7.可出现关节纤维性强直，骨性强直少见，一般见于腕和足中部。

【鉴别诊断】

1.关节结核　多为单关节发病，关节软骨和骨质破坏发展相对较快而严重。

2.银屑病性关节炎　多有皮肤银屑病病史，好发于手足的远侧指（趾）间关节，以不对称和指（趾）骨的肌腱、韧带附着部骨质增生为特征。

3.莱特尔（Reiter）综合征　常有泌尿系感染的病史，侵犯关节不对称、肌腱和韧带附着部增生为其特征。

4.痛风性关节炎　呈间歇性发作，以男性多见，50%以上侵犯第1跖趾关节，早期关节间隙不变窄，发作高峰期高血尿酸为其特点，晚期形成痛风结节。

三、强直性脊柱炎

强直性脊柱炎（ankylosing spondylitis）是一种全身性慢性进行性炎症性疾病。病变主要侵犯中轴关节和髋关节，几乎100%累及骶髂关节，并从骶髂关节开始，逐渐累及上位脊柱和四肢大关节。

【病因病理和临床表现】 本病病因不明，发生于10～40岁，以20岁左右发病率最高，男女性发病率之比约5：1，病理特点是椎间盘纤维环和纤维环附近结缔组织骨化，椎间关节出现类风湿关节炎样改变。患者早期出现晨僵，继而出现持续性腰痛、大关节痛，并有上行性进展，最终出现脊柱强直，呼吸困难。

实验室检查：急性期，部分病例可见C反应蛋白升高，红细胞沉降率加快。90%以上患者HLA-B27抗原阳性。但是正常人群中4%～8%HLA-B27为阳性。类风湿因子多为阴性，故本病属于血清阴性脊椎关节病。

关节滑膜的一般病理学检查为非特异性炎症。免疫组化分析，强直性脊柱炎浆细胞浸润以IgG、IgA型为主，而类风湿关节炎则以IgM型为主，可资鉴别。

【诊断要点】

1.骶髂关节常为最早受累的关节，双侧对称性发病。

2.骨质破坏以髂侧为主，开始髂侧关节面模糊，以后侵蚀破坏呈鼠咬状，边缘增生硬化，关节间隙假增宽。随后关节间隙变窄，最后骨性强直，硬化消失，为其最终表现。

3.骶髂关节炎发病后，逐渐上行性侵犯脊柱。开始病变侵蚀脊柱前缘上、下角（Romanus病灶）及骨突关节，Romanus病灶加重则椎体前面的凹面变平直，甚至凸起，形成"方椎"；炎症引起纤维环及前纵韧带深层发生骨化，形成平行脊柱的韧带骨赘，使脊柱呈"竹节"外观，即"竹节"状脊柱（图6-32）。

4.晚期骨突关节囊、黄韧带、棘间和棘上韧带均可骨化，广泛的骨化使脊柱强直，但其强度下降，轻微外伤即可导致骨折。

骶髂关节依据程度可分为五级，0级：正常。1级：可疑异常。2级：轻度异常，可见局限性侵蚀、硬化，但关节间隙无改变。3级：明显异常，为中度或重度骶髂关节炎，有以下一项或一项以上改变：侵蚀、硬化、关节间隙增宽或狭窄，或部分强直。4级：严重异常，关节完全骨性强直。

【鉴别诊断】 主要依靠临床病史、体征和X线表现进行诊断。

1.本病几乎100%对称侵犯骶髂关节，大多数侵犯脊柱，青年男性易发病，类风湿因子阴性，因此容易与类风湿关节炎相鉴别。

2.银屑病性关节炎和莱特尔（Reiter）综合征累及脊柱和骶髂关节较少，病灶不对称，常形成与脊柱垂直的骨赘，而本病则形成与脊柱平行的韧带骨赘。

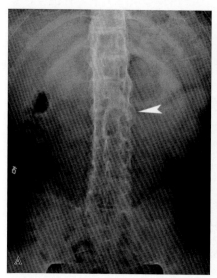 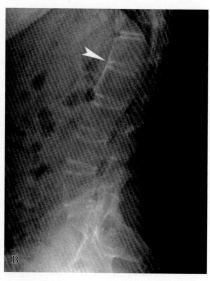

图6-32　强直性脊柱炎

A.腰椎正位片；B.腰椎侧位片：两侧骶髂关节骨性融合、强直，腰椎呈竹节样改变（白箭）

四、痛风性关节炎

痛风（gout）是嘌呤代谢紊乱性疾病，以体液、血液中尿酸增加及尿酸盐沉积于各种间叶组织内引起炎症反应为特征。

【病因病理和临床表现】 痛风分原发性和继发性两类：原发性者男性多见，为先天性嘌呤代谢障碍，而致血中尿酸过多；继发性者占5%～10%，血中尿酸浓度增高可由于细胞核酸大量分解而增多，如白血病、肿瘤化疗。急性痛风性关节炎的发病高峰在40～60岁，男女性别之比为6∶1。尿酸盐沉积及周围纤维化即痛风结节。关节病变主要为软骨变形、滑膜增生和边缘性骨侵蚀，关节强直罕见。

本病临床上分为三期：

1.无症状期　仅有高尿酸血症，可持续很长时间，甚至十多年。部分患者可有尿路结石。

2.急性痛风性关节炎期　起病急骤，多数在睡眠中关节剧痛而惊醒，早期多侵犯单关节，以第1跖趾关节最为多见，其次为踝、手、腕、膝和肘等关节。一般历时数日至2周症状可缓解。间歇期从数月到数年，以后每年可复发1～2次，随病情加重发作越来越频繁，受累关节可见逐渐增多。

3.慢性痛风性关节炎期　炎症不能完全消退，关节畸形僵硬。

【诊断要点】

1.痛风发病5～10年可无任何X线表现。

2.早期仅表现为关节软组织肿胀，多始于第1跖趾关节（图6-33）。

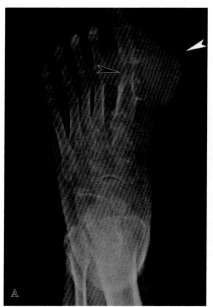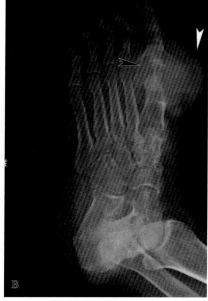

图6-33　痛风性关节炎

A.左足正位片；B.左足斜位片：左足第1跖趾关节骨质破坏（黑箭），软组织内见稍高密度痛风石形成（白箭）

3.病情发展，骨皮质出现硬化、波浪状凹陷、小花边状骨膜。

4.关节周围软组织出现结节状钙化影（痛风结节钙化），并逐渐增多，邻近骨皮质不规则或分叶状侵蚀破坏。

5.关节面不规则或穿凿样破坏，边缘锐利，周围无硬化，严重的多个破坏区相互融合，呈蜂窝状。

【鉴别诊断】 本病与类风湿关节炎、假痛风相鉴别。

第十节 骨骼系统常见X线疾病鉴别诊断

一、良恶性骨肿瘤的鉴别诊断（表6-1）

表6-1 良恶性骨肿瘤的鉴别诊断

项目	良性肿瘤	恶性肿瘤
临床表现	病史较长，主要表现为受压引起症状，如疼痛等	病史较短，主要表现为疼痛，夜间为著，软组织肿块，边缘不清，皮温增高
骨质破坏	地图样骨质破坏	虫蚀样或弥漫性骨质破坏
边缘	有硬化边，移行带窄	边界不清，较宽的移行带
骨膜反应	连续性骨膜反应或无骨膜反应	断续性骨膜反应，呈放射状、Codman三角等
软组织肿块	常无	明显软组织肿块

二、单发性骨密度减低影的鉴别诊断（表6-2）

表6-2 单发性骨密度减低影的鉴别诊断

疾病名称	临床特点	X线特征
骨囊肿	多见于儿童及少年	好发于长管状骨中心，尤其是肱骨和股骨上段，不跨越骨骺板。病变局限，边界清晰，骨皮质膨胀变薄
骨纤维异常增殖症	好发于4～62岁，以11～30岁最多，进展缓慢，可无症状	颅面骨不对称增厚；长骨多见囊状破坏区，磨玻璃样变，广泛硬化，丝瓜瓤样改变
内生性软骨瘤	常见于青年人，病程缓慢，轻微痛和压痛	指骨最常见病变，呈中心性生长，边缘清晰的类圆形骨质破坏区，破坏区可见散在的沙粒样钙化影
骨巨细胞瘤	20～40岁为好发年龄，患部疼痛、肿胀和压痛	多见于骨端，呈膨胀性多房性偏心性骨破坏，无硬化边；有横向膨胀的倾向，其最大径线常与骨干垂直
动脉瘤样骨囊肿	发病年龄多为10～30岁	发病部位主要在长骨、脊椎、手等。溶骨性低密度伴有分隔和硬化边，多呈偏心性膨胀生长，呈多房状，常可见液-液平面
骨化性纤维瘤	好发于20～30岁，多见于女性，生长缓慢，早期无自觉症状	病变呈单房或多房、形态不规则的骨质破坏，有硬化边。病变以骨组织为主时，密度较高；以纤维组织为主时，密度较低，也可表现为弥漫性密度不均或磨玻璃样改变
软骨母细胞瘤	好发于青少年，大多数在10～20岁。病程缓慢，慢性疼痛	好发部位为长骨骨骺，位于长骨骨骺或骨端的边缘清晰的囊性破坏，伴有不同程度硬化，病灶内见点状或细沙粒状钙化，可侵犯关节软骨
软骨黏液纤维瘤	发病年龄20～30岁，局部疼痛、肿胀	病变多位于长骨的骨端，呈偏心生长的卵圆形或圆形膨胀性、溶骨性病变，向外生长、膨出，边缘清晰、硬化

疾病名称	临床特点	X线特征
骨母细胞瘤	多好发于11～30岁的青少年	病变最好发于脊椎，多位于棘突、椎弓和横突等附件区，其次是长管状骨的骨端或骨干骺端，表现为类圆形、膨胀性骨质破坏，边界清晰；可有钙化或骨化
慢性局限性骨脓肿	儿童及青年较为常见，多数自觉症状为局部疼痛、发热、体温升高等	脓肿大都局限于长骨的干骺端，以胫骨上下端及股骨、肱骨、桡骨的下端多见。长骨干骺端中心部位的圆形骨质破坏区，边缘整齐，周围有一环形骨质硬化带。破坏区中偶尔可见有小死骨
囊性骨结核	结核病史	多见于扁骨，圆形或卵圆形低密度破坏区，病灶内可见骨嵴，可见小死骨，病灶边缘轻度硬化，骨膜反应轻微
嗜酸性肉芽肿	好发于儿童及青年，局部疼痛、肿胀和肿块，具有自限自愈和多发病变此起彼伏特点	病变多发生于颅面骨、长骨、脊柱骨和骨盆。发生于颅骨的骨质破坏可呈穿凿样外观，内见"纽扣样"死骨；发生于长骨的病变多累及干骺端和骨干骨髓腔，膨胀性生长，边缘清晰，骨皮质内缘呈扇贝样压迹
单发性骨髓瘤（浆细胞瘤）	好发年龄为40～50岁，病变部位疼痛	溶骨性、泡状，常伴骨质破坏，通常没有软组织肿块
单发转移瘤	中老年，有原发肿瘤病史	病变好发于扁骨和椎体，呈类圆形缺损区，界限不清，周围无硬化，一般无骨膜反应，骨质破坏可突破骨皮质形成软组织肿块

三、单发或多发溶骨性病变的鉴别诊断（表6-3）

表6-3　单发或多发溶骨性病变的鉴别诊断

疾病名称	临床特点	X线特征
早期骨髓炎	好发于儿童和少年，典型的红、肿、热、痛和患肢功能障碍	软组织肿胀，表现为肌肉间隙模糊、消失、骨质破坏。长骨干骺端可出现局限性骨质疏松，形成多个分散不规则的骨质破坏区，骨小梁模糊、消失，破坏区边缘模糊
骨肉瘤	青少年，疼痛、肿胀和运动障碍	好发于长骨干骺端，可侵犯骨骺，虫蚀状或斑片状骨质破坏，骨皮质缺损或不规则变薄，肿瘤组织同时出现不同形态的肿瘤骨，线样、葱皮样骨膜反应，放射状骨针及Codman三角，软组织密度肿块
尤因肉瘤	常见于10～15岁少年，局部进行性疼痛，逐渐加重，局部肿胀，皮温增高，可扪及肿块	好发于骨干，以髓腔中心溶骨破坏为主，伴局限性软组织肿块，少有反应性骨质增生和肿瘤骨，"葱皮"状骨膜增生较局限
骨髓瘤	好发年龄为40～50岁，病变部位疼痛或肿块形成	轻度膨胀溶骨性骨质破坏，内见骨嵴影，边界欠清，骨皮质欠光整，呈虫蚀样或穿凿样，周围软组织肿胀或肿块形成
朗格汉斯细胞组织细胞增生症	男性多于女性，常以发热、皮疹、肝脾大、多饮多尿、外耳道炎伴肉芽肿和眼球突出为主要表现	溶骨性骨质破坏，边界较清晰，呈穿凿样；多发颅骨骨质破坏可见地图样改变。长管状骨病变多见于远端，骨皮质变薄，骨干膨胀，少有骨膜反应
白血病	多见于儿童、青少年，白血病史	虫蚀状、渗透性骨破坏，层状骨膜反应；白血病线，即长骨干骺端或骺板下出现平行的横行透亮带，多见于儿童白血病患者

四、骨皮质囊状破坏的鉴别诊断（表6-4）

表6-4　骨皮质囊状破坏鉴别诊断

疾病名称	临床特点	X线特征
纤维骨皮质缺损	好发年龄为6～15岁，男性多于女性；临床上常无明显症状	常表现为皮质表层的不规则骨缺损，正位片多呈圆形或长圆形，侧位片呈水滴状或杯口状，有轻度硬化边，可自愈
非骨化性纤维瘤	多见于青少年，发病缓慢，症状轻微或偶尔发现，局部可有酸痛、肿胀	多位于长骨干骺端或骨端，偏心生长，靠近骨皮质内侧或部分位于骨皮质内，单房或多房椭圆形透光区，长轴多平行于骨干，有硬化边，骨皮质膨胀，无骨膜反应
骨样骨瘤	多见于30岁以下青少年，局部疼痛，夜间疼痛加重，服用水杨酸类药物可缓解疼痛为本病的特点	多发生于长管状骨骨干，85%发生于骨皮质，其次为骨松质和骨膜下，以胫骨和股骨多见，偶见于颅骨。骨干一侧骨皮质硬化区内见直径1～2cm圆形或椭圆形透光区，周围有骨膜增生
骨母细胞瘤	男性多于女性，多见于30岁以下。局部疼痛是最常见的症状	较多发生于脊椎，且多见于附件；其次见于长管状骨；也可见于手足骨、颅骨及骨盆等处。常表现为边界清晰的类圆形膨胀性骨质破坏区。早期病灶可见密度不一的斑点状、条索状钙化或骨化影，随着病程进展，钙化和骨化更广泛、致密
甲状旁腺功能亢进（棕色瘤）	多见中年女性，临床表现肌张力下降、恶心、食欲缺乏、多尿、口渴。高血钙、低血磷与尿磷浓度增高，甲状旁腺激素升高	全身普遍性骨密度减低，齿槽骨硬板消失，椎体可呈鱼椎状，指骨桡侧骨质吸收，骨皮质及骨松质内单囊或多囊透光区
血友病性假瘤	多见于男性，有遗传性，凝血时间延长，有出血史	常累及多个关节，膝关节最常见，股骨髁间凹变宽、变深；股骨或胫骨骨骺发育较大且不匀称，骨膜下骨囊状缺损

五、常见骨肿瘤及肿瘤样病变的好发年龄与部位（表6-5）

表6-5 常见骨肿瘤及肿瘤样病变的好发年龄与部位

发病年龄与部位		常见骨肿瘤及肿瘤样病变
发病年龄	1岁以内	神经母细胞瘤骨转移、急性白血病骨转移
	10岁左右	骨囊肿、尤因肉瘤
	10～20岁	骨软骨瘤、软骨母细胞瘤、骨囊肿、非骨化性纤维瘤、骨化性纤维瘤、骨肉瘤、骨样骨瘤、骨母细胞瘤
	20～40岁	软骨瘤、巨细胞瘤、动脉瘤样骨囊肿、软骨黏液纤维瘤
	30～40岁	纤维肉瘤、软骨肉瘤、网状细胞肉瘤、骨旁骨肉瘤
	40岁以上	转移瘤、骨髓瘤
发病部位	颅骨	骨瘤、骨髓瘤、转移瘤、血管瘤、胆脂瘤
	脊柱	转移瘤、血管瘤、骨髓瘤、骨母细胞瘤
	骨盆	转移瘤、骨肉瘤、软骨肉瘤
	骶尾骨	脊索瘤、巨细胞瘤、神经源性肿瘤
	扁骨	骨髓瘤、血管瘤、转移瘤、软骨肉瘤
	短管状骨	内生软骨瘤
	胸骨	恶性软骨肉瘤、转移瘤
	骨髓、骨端	软骨母细胞瘤、巨细胞瘤
	干骺端	骨软骨瘤、软骨瘤、巨细胞瘤、骨母细胞瘤、骨肉瘤、皮质旁骨肉瘤、软骨肉瘤、纤维肉瘤
	靠骨干干骺端	软骨黏液纤维瘤、非骨化性纤维瘤、骨囊肿、动脉瘤样骨囊肿、纤维肉瘤
	骨干	骨样骨瘤、尤因肉瘤、转移瘤、软组织肉瘤、骨髓瘤、网状细胞肉瘤、淋巴肉瘤
	下颌骨	含齿囊肿、造釉细胞瘤、骨化性纤维瘤

参 考 文 献

白荣杰，程晓光，顾翔，等．2011．长骨骨干骨肉瘤X线、CT及MRI表现［J］．中华放射学杂志，45（1）：60-64．

陈克敏，陆勇，2015．骨与关节影像学［M］．上海：上海科学技术出版社．

丁建平，李石玲，刘斯润，2009．骨与软组织肿瘤影像诊断学［M］．北京：人民卫生出版社．

上官景俊，刘吉华，韩娟娟，等，2008．软骨母细胞瘤MRI及X线平片和CT的表现特征［J］．中华放射学杂志，42（1）：84-88．

王建国，丁承宗，马玉，等，2002．长骨骨髓炎的X线平片与CT对照研究（附18例分析）［J］．医学影像学，12（4）：321-322．

姚玉荣，徐佩，2003．原发性软骨肉瘤的X线诊断及病理特点（附5例报告）［J］．实用放射学杂志，19（6）：570-571．

张健，2016．骨巨细胞瘤的X线影像学诊断［J］．中西医结合心血管病电子杂志，4（31）：175-176．

Greenspan A，2003．骨放射学［M］．3版．唐光健，译．北京：中国医药科技出版社．